医药科普丛书

一本书读懂
透灸

主编　高希言

中原农民出版社
·郑州·

图书在版编目(CIP)数据

一本书读懂透灸/高希言主编 . —郑州:中原农民出版社,2016.6(2018.1 重印)

(医药科普丛书/温长路主编)

ISBN 978－7－5542－1412－1

Ⅰ.①一… Ⅱ.①高… Ⅲ.①艾灸-问题解答 Ⅳ.①R245.81－44

中国版本图书馆 CIP 数据核字(2016)第 088099 号

一本书读懂透灸

YIBENSHU DUDONG TOUJIU

出版:中原农民出版社

地址:河南省郑州市经五路 66 号 **邮编:**450002

网址:http://www.zynm.com **电话:**0371－65751257

发行:全国新华书店

承印:新乡市豫北印务有限公司

投稿邮箱:zynmpress@sina.com

医卫博客:http://blog.sina.com.cn/zynmcbs

策划编辑电话:0371－65788653 **邮购热线:**0371－65724566

开本:710mm×1010mm 1/16

印张:7.25

字数:111 千字

版次:2016 年 6 月第 1 版 **印次:**2018 年 1 月第 2 次印刷

书号:ISBN 978－7－5542－1412－1 **定价:**19.00 元

本书如有印装质量问题,由承印厂负责调换

医药科普丛书编委会

主　　编　　温长路

编　　委　　（按姓氏笔画排序）

王西京　　吕沛宛　　刘金权

孙自学　　孙宏新　　杨　洸

杨建宇　　张建福　　柳越冬

高希言　　黄志华

本书主编　　高希言

本书编委　　陈　岩　　王栋斌　　郭娅静

位梦霞　　兰　姣　　温　婧

薛　洋　　徐翠香　　任俊华

王新年　　王　鑫　　史智君

孙翠英　　蒋西玲　　孙婵娟

祝　涛　　高　峻

内容提要

　　本书特邀请行医 30 余年,采用透灸保健、治病的专家,以问答的形式介绍透灸疗法的相关知识。书中收集的问题都是患者最关心、最常见、最具代表性的,如哪些疾病最适合用透灸法、常见的透灸保健养生穴位、透灸法怎样延缓生理性衰老;透灸法如何预防腰酸,关节痛如何应用透灸法来预防,如何用透灸法治疗头痛、痛经、肩关节周围炎;如何用透灸法治疗失眠等。内容精炼,通俗易懂,形式生动活泼,特别适合患者、患者家属及艾灸爱好者阅读。

人类疾病谱虽然不断发生着变化，但常见病依然是影响健康长寿的最主要因素。以最多见的慢性病为例，心脑血管疾患、恶性肿瘤、呼吸系统疾病、糖尿病每年的死亡人数分别为 1 700 万、760 万、420 万、130 万，占世界死亡人数的 85% 左右，其中有 30% 的死亡者年龄还不足 60 岁。我国的情况也不乐观，政府虽然逐年在增加医疗投资，但要解决好十几亿人口的健康问题，还必须循序渐进，抓住主要矛盾，首先解决好常见病的防治问题。如何提高人们对健康的认知、对疾病的防范意识，是关系国计民生的紧迫话题，也自然是医药卫生工作者的首要任务。

2009 年 10 月，在长春市召开的庆祝新中国成立 60 周年优秀中医药科普图书著作奖颁奖大会上，中原农民出版社的刘培英编辑提出了要编纂一套《医药科普丛书》的设想，并拟请我来担任这套丛书的主编，当时我就表示支持。她的设想，很快得到了中原农民出版社领导的全力支持，该选题被列为 2011 年河南省新闻出版局的重点选题。2010 年，他们在广泛调查研究的基础上，筛选病种、确定体例、联系作者，试验性启动少量作品。2011 年，在取得经验的前提下，进一步完善编写计划，全面开始了这项工作。在编者、作者和有关各方的通力合作下，《一本书读懂高血压》《一本书读懂糖尿病》《一本书读懂肝病》《一本书读懂胃病》《一本书读懂心脏病》《一本书读懂肾脏病》《一本书读懂皮肤病》《一本书读懂男人健康》《一本书读懂女人健康》《一本书读懂孩子健康》《一本书读懂颈肩腰腿痛》和《生儿育女我做主》12 本书稿终于脱颖而出，在龙年送到了读者面前。今年，《一本书读懂失眠》《一本书读懂过敏性疾病》《一本书读懂如何让孩子长高》《一本书读懂口腔疾病》又和大家见面了，这的确是一套适合普通百姓看的科普佳作。

在疾病的防治方法上，如何处理好中西医学的关系问题，既是个比较敏感的话题，又是个不容回避的问题。我们的态度是，要面对适应健康基本目的和读者实际需求的大前提，在尊重中西医学科各自理念的基础上，实现二者的结合性表述：认知理念上，或是中医的或是西医的；检查手段上,多是西医的;防治方法上,因缓急而分别选用中医的或西医的。作为这套书的基本表述原则,想来不必羞羞答答,还是说明白了好。毋庸遮掩,这种表述肯定会存在这样或那样的不融洽、不确切、不圆满等不尽如人意处,还需要长期的探索和艰苦的磨合。

东方科学与西方科学、中医与西医,从不同的历史背景之中走来,这是历史的自然发展。尽管中医与西医在疾病的认识上道殊法异,但殊途同归,从本质上看,中西医之间是可以互补的协作者。中西医之间要解决的不是谁主谁次、谁能淘汰谁的问题,而是如何互相理解、互相学习、互相取长补短、互相支持、互相配合的问题。这种"互相"关系,就是建立和诠释"中西医结合"基本含义的出发点与归宿点。人的健康和疾病的无限性与医学认识活动的有限性,决定了医学的多元性。如果说全球化的文化形态必然是不同文化传统的沟通与对话,那么,全球时代的医疗保健体系,必然也是不同医疗文化体系的对话与互补。当代中国医疗保健体系的建立,必然是中西医两大医学体系优势互补、通力合作的成果。中西医长期并存、共同发展,是国情决定、国策确立、国计需求、民生选择的基本方针。从实现中华民族复兴、提高国民健康素质和人类发展进步的共同目标出发,中西医都需要有更多的大度、包容、团结精神,扬长避短,海纳百川,携手完成时代赋予的共同使命。医学科普,是实现中西医学结合和多学科知识沟通的最佳窗口和试验田。不管这一认识能不能被广泛认可,大量的医学科普著作、养生保健讲座实际上都是这样心照不宣地进行着的,无论是中医的还是西医的。

世界卫生组织称,个人的健康和寿命60％取决于自己、15％取决于遗传、10％取决于社会因素、8％取决于医疗条件、7％取决于气候的影响,这就明确告诉我们,个人的健康和寿命,很大程度上取决于自己。"取决"的资本是什么?是对健康的认知程度和对健康正负因素的主动把握,其中最主要的就是对疾病预防问题的科学认识。各种疾病不仅直接影响到人的健康和生活质量,而且严重影响到人的生存状况和寿命。我国人均寿命从新中国成立之始的35岁升高到2005年的73岁,重要原因之一就是疾病防治手段不断得到改善和提高。如果对疾病防控的技术能够再提高一些,这个数字还有上升的余地。摆在读者面前的这套《医药科普丛书》,就是基于这种初衷而完成的,希望读者能够喜欢它、呵护它、帮助它,让它能为大家的健康给力!

新书出版之际，写上这些或许不着边际的话，权以为序。

温书林

2013 年春　于北京

再序

　　一套丛书，两年间出版了 24 种，不仅被摆放在许多书店的显眼位置，有不错的卖点，而且还频频在各类书展中亮相，获得读者的好评。2014 年 2 月，其中的 19 种已通过手机上线阅读，把它带进了更广阔的空间……这些信息既让我高兴，也使我惊讶：一个地方性的出版社能有如此之光彩，可见其决策者运筹之精、编辑人员付出之多、市场运作人员对机缘的把握之准了。在平面出版物不断受到冲击的今天，这是不是应当引起关注和研究的一个现象呢！百姓的需求是最大的砝码，读者的喜爱是最好的褒奖，中原农民出版社不失时机地组织专家又编写出一批后续书目，并将于 2014 年 7 月起陆续推出。作为这套丛书的主编，我抑制不住内心的冲动，提笔写下这段话，以为这套丛书的高效繁衍鼓劲、助力！

　　继续推出《医药科普丛书》的意义，起码有三点是可以肯定的：

　　一是，为国民健康素养的提高提供食材。2012 年，我国居民的基本健康素养水平只有 8.8%，处于比较低的层次，与中国的大国地位和整体国力很不适应。2014 年 4 月，国家卫生和计划生育委员会在《全民健康素养促进行动规划（2014—2020）》中提出了 5 年后要将这个水平提高到20% 的目标，这既是一项利国利民的大事，也是一项涉及诸多方面的艰巨任务。作为医学科学工作者，最方便参与、最有可能做到的就是利用自己的知识、智慧和创造性劳动，在向受众提供诊疗服务的同时，进一步加大对医学知识普及的广度、深度、力度和强度，通过讲健康知识、写科普作品，面传心授，身体力行，用群众喜闻乐见的形式向他们传播科学的生活理念和生活方式。《医药科普丛书》的承载中，就包含有这样崇高的使命。

　　二是，为医疗制度改革的顺利进行拓宽思路。我国正在进行的医疗制度改革，事关国计民生。疾病谱的快速变化、老龄化的日趋突出，困扰着未来世界的发展，也困扰着社会的安宁。美国的人均年医疗经费投入已高达 8 700 美元（占美国 GDP 的 17.7%，是全球总投入的 1/4），而国民健康水平（发病率和人均寿命）在世界卫生组织 191 个国家的排名中却一直徘徊在第 18～20 位。我国虽然在过去短短几十年时间就完成了西方国家一二百年才完成的转变,但同时也存在着发展中国家所面临的疾病和健康的双重负担。如不及早干预,未来国家 GDP 的 1/4 将用于医疗。要解决十几亿人口的健康问题,必须寻找一条符合我国国情的路子,用李克强总理的话说,就是用中国式的方法去解决世界难题。《医药科普丛书》的承载中,也包含着这样积极的因子。

三是,为健康服务业的发展增添动力。2013 年 10 月,国务院正式出台了《关于促进健康服务业发展的若干意见》(以下简称《意见》),要求充分调动社会力量的积极性和创造性,扩大供给,创新发展模式,促进基本和非基本健康服务协调发展,力争到 2020 年,基本建立覆盖全生命周期、内涵丰富、结构合理的健康服务业体系。《意见》中提出的今后一个时期发展健康服务业的八项任务,体现在治疗、预防、保健、康复的各个层面,如何实现对疾病干预的前移,树立超前的健康管理意识,是重中之重的工作。它对降低发病率、减少疾病痛苦、节约卫生资源、增加健康指数、增强国力都有不可估量的作用。围绕这一理念,在健康预测、健康评估、健康教育、健康维护、健康干预等领域大有作为。《医药科普丛书》的承载中,还包含了这样有益的探索。

《医药科普丛书》的作者,都是各个学科的专家,资质是完全可以放心的。已经出版的 24 种书,传播了健康的正能量,产生了较大的影响,这是应当肯定的主旋律。仔细阅读就会发现,有的书文笔老到,深入浅出,趣味引人,出自长期从事科普的高手;有的书,墨花四溅,激情横溢,单刀直入,出自牛刀初试的新秀。越来越多的医学工作者爱科普、做科普,成为学术与科普并举的双重能手,是一种值得称道的好现象。学术与科普,既是可以互相渗透、互相促进,命运密不可分的同宗学问,又是具有不同个性特点的两个领域,如何在二者之间找到恰当的切合点、交融处,是文化和科学传播中需要认真探索和努力解决的问题。建议丛书的后续作品,进一步处理好政治与学术、文化与科学、中医与西医、创新与普及、养生与养病、偏方与正方、食养与食疗、高雅与通俗、书本与实用、引用与发挥等关系,立足基层、立足老百姓的实际需求,以指导大众健康生活方式的建立、养生理念的形成和常见病、多发病的防治方法为主,兼顾不同人群的不同需求,采取多样性的形式,有针对性地为民众提供科学、有用、有理、有趣的知识和技能,成为他们追求健康、幸福人生的好帮手、好朋友。

　　以上这段话，是感慨之中一气呵成的，充以为序，以与作者、编者、读者共勉吧！

黄长海

2014 年 6 月 6 日　北京

透 灸 治 病

透灸的基础知识

1. 什么是灸法

灸法是以艾为主要施灸材料,点燃后在体表穴位或病变部位烧灼、温熨,借其温热药物作用治疗疾病的方法。灸法种类很多,有着肤灸、悬灸、温灸器灸等,其中着肤灸又分直接灸(也称化脓灸)和间接灸(也称隔物灸);悬灸又称温和灸。《灵枢》指出:"针所不为,灸之所宜。"《医学入门》说:"凡病,药之不及,针之不到,必须灸之。"说明灸法有其独特的疗效。灸法主要有以下几个方面的作用:

(1)防病保健:灸法可以激发人体正气,提高人体抗病能力,无病时施灸有防病保健的作用。《备急千金要方》说:"凡宦游吴蜀,体上常须三两处灸之,勿令疮暂瘥,则瘴疠温疟毒气不能着人也。"《扁鹊心书·须识扶阳》也指出:"人于无病时,常灸关元、气海、命门、中脘……,虽未得长生,亦可保百余年寿矣。"以提高人体抗病能力而达到强身保健目的的灸法称为保健灸,《诸病源候论·小儿杂病诸候》又称之为"逆灸"。

(2)温经散寒:灸火的温和热力具有直接的温通经络、祛散寒邪的功用。《素问·调经论篇》说:"血气者,喜温而恶寒,寒则泣不能流,温则消而去之。"灸法更适合治疗寒性病症,《素问·异法方宜论》说:"脏寒生满病,其治宜灸焫。"临床上多用于治疗风寒湿痹为患的关节怕冷、疼痛、酸沉、屈伸不利,或遇到气温骤降便出现关节疼痛不适;寒邪为患的胃脘痛、腹痛、泄泻、痢疾等病症。

(3)扶阳固脱:灸火的热力具有扶助阳气、举陷固脱的功能。

《素问·生气通天论》说："阳气者,若天与日,失其所,则折寿而不彰。"说明了阳气的重要性。阳衰则阴盛,阴盛则为寒、为厥,甚则阳气欲脱,此时就可用艾灸来温补,以扶助虚脱之阳气。《扁鹊心书·住世之法》说："真气虚则人病,真气脱则人死。保命之法:灼艾第一。"《伤寒论·辨厥阴病脉证并治》也说："下利,手足逆冷,无脉者,灸之。"可见阳气下陷或欲脱的危证,可用灸法。临床上各种虚寒证、寒厥证、虚脱证和中气不足、阳气下陷而引起的遗尿、脱肛、阴挺、崩漏、带下等病症皆可用灸法治疗。

(4)消瘀散结:艾灸具有行气活血、消瘀散结的作用。《灵枢·刺节真邪》说："脉中之血,凝而留止,弗之火调,弗能取之。"气为血之帅,血随气行,气得温则行,气行则血亦行。灸能使气机通调,营卫和畅,故瘀结自散。因此,临床也用灸法治疗气血凝滞的疾患,如乳痈初起、瘰疬、寒性疖肿未化脓者。

2. 透灸法的理论依据是什么

古人以艾炷的大小、施灸壮数的多少、灸时患者的感觉(痛、痒)以及灸后出现的反应(如水疱、灸疮),判断用灸的剂量,使热力透达,起到提高治疗效果的目的。

(1)强调灸量:古代医家强调艾炷直径要有三分大,以及大病需多灸,形成了重灸法,重在强调灸量的概念。

"灸不三分,是谓徒冤"是指艾灸时,艾炷底部的直径要有三分,使艾炷覆盖在穴位上,点燃以后才能达到有效的灸量。陈延之在《小品方》卷第十二中极力推崇这种方法,他认为"欲令根下广三分为适也。减此为覆孔穴上,不中经脉,火气不能远达"。唐代孙思邈在《备急千金要方》中详细记载了这些内容,提出"小指大""小豆大""苍耳子大""如黍米""雀屎大"等多种艾炷。南宋庄绰在《灸膏肓俞穴法》中也强调施灸艾炷直径要达到三分,如在确定膏肓俞部位时"以墨圈之,令圈大小直径三分"。

南宋医家窦材、庄绰强调重病大病多灸。窦氏用灸,大病动辄三五百壮,例如,《扁鹊心书·窦材灸法》记载,中风灸关元五百壮,伤寒太阴证急灸关元、命关各三百壮,脑疽发背灸关元三百壮。庄绰认为膏肓俞施灸时必须达到一定的灸量,艾炷宜大,壮数宜多。在使用大艾炷施灸时,其壮数亦多,庄氏记载多位医家的经验中有"日灸五十壮,累至数百为佳""有僧为之灸膏肓穴,得百壮",而庄氏自身更有灸膏肓俞"积三百壮"而"宿疴皆除"。

（2）重视灸后机体的反应:古代医家也非常重视灸后机体的反应,强调在艾灸时,"痛者灸至不痛,不痛者灸至痛",以及灸后需"发灸疮",才能达到应有的疗效。

晋代《刘涓子鬼遗方·神妙灸法》中提出"凡灸,痛者须灸至不痛为候;不痛者,须灸至知痛时方妙",成为治痈的标准,这是依艾灸时患者的感觉来控制灸量的方法,多用于外科病。对后世医家用灸法治疗外科疾病影响很大,如南宋闻人耆年,明代薛己、张介宾、李梴、陈实功,清代吴亦鼎等宗此法。

这种灸治方法的道理,徐用诚在《玉机微义》中说,"灸而不痛,先及其溃,所以不痛。后及良肉,所以痛也"。陈实功在《外科正宗》卷一中说,"此为火气方得入里,知痛深处方是好肉"。张介宾在《类经图翼·诸证灸法要穴》中说,"凡用灸者,所以散寒邪,除阴毒开郁破滞,助气回阳,火力若到,功非浅鲜"。认为艾灸时,要"痛者灸至不痛,不痛者灸至痛",才能起到"开郁拔毒、助气回阳"的作用。

发灸疮是历代医家推崇的方法,从晋代到清代,许多医家对灸后发疮现象的原理、方法及与疗效的关系等方面进行了探讨,一致认为这是最佳的施灸量,如陈延之在《医心方》卷二说,"灸得脓坏,风寒乃出;不坏,病则不除也",宋代王怀隐在《太平圣惠方》卷第一百中记载,"灸炷虽然数足,得疮发脓坏,所患即瘥;如不得疮发脓坏,其疾不愈"。得疮发,所患即瘥;不得疮发,其疾不愈。这一灸治经验名言,得到许多医家的肯定。至于发灸疮的道理,隋代巢元方认为"灸后发疮"是祛除病邪的表现。

透灸法既重视灸量(充足的灸量是起效的前提),又重视患者灸后的反应(灸后反应是起效的标准:患者感觉舒适,热感向深部和远端渗透、传导,机体出现汗出、潮红、花斑),所以,透灸法是对古人重灸法的继承和发展,是更为科学的一种施灸方法,主要根据灸后机体产生的透达效果来把握灸量的大小,所以,灸量因人而异、因症而异、因病而异。

根据病位的不同,我们研制了各种艾灸箱实施透灸的操作,例如:颈部、膝关节、背腰部、手腕部艾灸箱。对于单个穴位或病变小的部位采用艾条实施透灸操作。应用透灸法避免了发灸疮产生的痛苦,易于被患者接受,同时,经多年临床验证,对于面瘫、颈椎病、腰椎病、关节炎、肩周炎、足踝扭伤等多种病症均能产生很好的疗效。

3. 什么是透灸法

透灸法是指通过充足的灸量使热量及灸感透达至机体深部组织,起到疏经通络、调和气血作用的一种施灸方法。

灸感表现:从施灸的部位向机体深部组织或施灸的远端传导,或在施灸部位出现肌肉的跳动、瞤动,或灸后局部有舒适感、沉感、痒感等,灸至局部出现均匀的潮红、花斑、汗出时,为最佳灸量。

根据病变部位的不同,选择艾条或者特制的艾灸箱实施透灸操作。

4. 透灸法的专业术语有哪些

(1)灸后反应:实施透灸操作后,患者的主观感觉和机体反应。

主观感觉包括舒适感、胀痛感、沉重感、痒感、蚁行感、水流感、饥饿感、肠鸣、温热感呈线状或带状向组织深部或远端透达和传导。

机体反应包括施灸部位出现潮红、汗出、红白相间的花斑或全身汗出。(图1)

根据灸后反应可以判断灸量是否充足及热量是否透达。

(2)花斑:应用艾灸箱实施透灸操作后,在施术部位出现的红白相间的斑块,是透灸后机体的一种特有的反应。

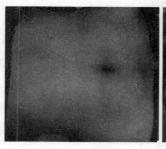
潮红、汗出

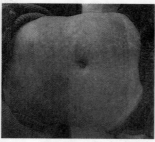
腹部花斑

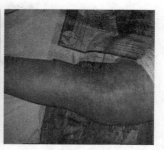
关节部花斑

图1

花斑的出现说明机体处于营卫不和、经络不通的状态。经过治疗，待机体营卫调和，经络气血疏通后，花斑自行减弱或消失，施灸部位呈现均匀的潮红、汗出。

（3）透达：实施透灸操作后，热量及灸感向组织深部渗透或向远端传导，或有全身、局部汗出的现象。

（4）充足灸量：①艾灸箱透灸主要以透灸时间28～32分钟，灸箱内温度控制在43～45℃为标准，并结合患者出现的灸后反应把握灸量。②艾条透灸主要以患者出现的灸后反应（施灸部位皮肤出现潮红，有舒适感、温热感从施灸部位向组织深部或远端透达和传导）为标准。

5. 透灸法如何操作呢

（1）施灸前准备：

1）灸材选择：艾条灸应选择合适的清艾条或药艾条，检查艾条有无霉变、潮湿，包装有无破损。

艾灸箱灸应根据施灸部位选择合适规格的艾灸箱，如足部艾灸箱、颈部艾灸箱、膝关节艾灸箱等。

准备好火柴或打火机、线香、线捻等点火工具，以及治疗盘、弯盘、镊子、灭火管等辅助用具。

2）透灸方法及器具的选择：根据施灸部位的不同，选择用艾条或者不同型号、规格的艾灸箱。

艾条灸适用于单个穴位或者头面等病变范围小、不适合用灸箱的部位。

艾灸箱适用于腰背部、腹部、肘膝关节等范围较大的部位,具有施灸面积大、火力集中、灸后反应明显的特点。目前,有腹部、膝关节、颈部、足部、背腰部等多种型号的艾灸箱可供选择。

3)透灸法选穴原则:根据近部取穴原则,或直接在病变部位进行施灸。

4)体位选择:选择患者舒适、医者便于操作的治疗体位。

5)环境要求:房间应保持通风,避免艾烟过浓,伤害人体。应注意房间清洁卫生,避免污染。房间温度适宜,勿过寒过热。

6)消毒:①透灸部位消毒。可用含75%乙醇或0.5%~1%聚维酮碘(碘伏)的棉球在施术部位由中心向外做环形擦拭。②术者消毒。术者双手应用肥皂水清洗干净,再用含75%乙醇的棉球擦拭。

(2)施灸方法:

1)艾条透灸法:施灸时,先在选定的穴位周围寻找嗜热点,当患者有渗透、舒适、传导的感觉时,固定在该点施灸,直至患者出现灼烫的感觉,以皮肤潮红为度,再灸下一个穴位,每次灸1~3穴,时间约50分钟。此法可用于头部、躯干、四肢。

2)艾灸箱透灸法(图2):

点燃艾条:把6段(每段长3~3.5厘米)艾条两端点燃后,分上下两排各放3段,均匀摆放于灸箱内,并用针灸针固定在灸箱网上,防止艾条滚动造成热力不均。

放置灸箱:灸箱平稳放置于施灸部位,将活动的半个灸箱盖打开1~1.5厘米,使外界空气进入灸箱内助艾条燃烧,不可打开过大,否则外界氧气进入箱内过多,艾条燃烧过旺,温度升高过快,患者会产生灼痛感。

烟雾滤布遮挡:用5块75厘米×75厘米的滤布覆盖灸箱顶部及箱体四周。先用一块滤布盖在顶部,其余4块滤布将箱体四周包严,防止烟雾逸出。以灸箱顶部冒出柔和白烟为度。

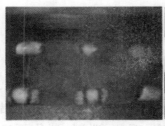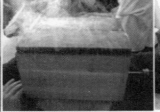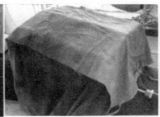

点燃艾条　　　　　　　放置灸箱　　　　　　　烟雾滤布遮挡

图2

（3）施灸后处理：施灸后，皮肤多有红晕或灼热感，不用处理，可自行消失。

灸后如对表皮基底层以上的皮肤组织造成灼伤可发生水肿或水疱。如水疱直径在1厘米左右，一般不用任何处理，待其自行吸收即可；如水疱较大，可用消毒针、消毒剪刺破或剪开疱皮放出内容物，并剪去疱皮，暴露被破坏的基底层，局部用0.5%～1%碘伏棉球等局部消毒，可外用抗生素药膏，外敷无菌干敷料，1～2天更换1次，以防止感染，创面的无菌脓液不必清理，直至结痂自愈。灸疱皮肤可以在5～8天结痂自动脱落，愈后一般不留瘢痕。

艾灸箱透灸后，施灸部位的皮肤多有红白相间的花斑，不用处理，待疗程结束后，可自行减退或消失。

6. 如何确定透灸量、治疗时间及疗程

（1）透灸量：

1）艾灸箱透灸：根据透灸时间（28～32分钟）、透灸温度（43～45℃）和灸后机体反应确定透灸量。

2）艾条透灸：依据灸后机体反应确定透灸量。如灸后未出现机体反应或者反应不明显者，应加大灸量。

（2）透灸治疗时间、灸箱内温度控制及疗程：每次透灸时间为28～32分钟，艾灸箱内温度控制在43～45℃。依据病变部位花斑减少的程度及患者的病情确定疗程。

7. 哪些疾病最适合用透灸法

透灸法适用于治疗寒凝血滞、经络痹阻引起的风寒湿痹、痛经、经闭、寒疝、腹痛、肩背腰腿痛、风湿性关节炎、关节痛等；外感风寒出现的感冒、哮喘、咳嗽等；中焦虚寒出现的腹痛、呕吐、泄泻、消化不良等；阴阳失调所致的失眠、眩晕、头痛等；脾肾阳虚所致的久泻、五更泄、久痢、遗尿、遗精、阳痿、早泄等；中气不足、气虚下陷之内脏脱垂、阴挺、脱肛、崩漏日久不愈。

8. 使用透灸法时有哪些注意事项与禁忌

●艾灸火力应先小后大，灸量先少后多，程度先轻后重，以使患者逐渐适应。

●注意晕灸的发生。若发生晕灸现象，应立即停止艾灸，使患者头低位平卧，注意保暖，轻者一般休息片刻，或饮温开水后即可恢复；重者掐按人中、内关、足三里即可恢复；严重者按晕厥处理，对症采取急救措施。

●患者在精神紧张、大汗后、劳累后或饥饿时不宜用本疗法。

●注意防止艾灰掉落烫伤皮肤或烧坏衣被。尤其是幼儿患者更应认真守护观察，以免发生烫伤。艾条透灸完毕后，应将剩下的艾条套入灭火管内或将燃头浸入水中，以彻底熄灭，防止再燃。如有绒灰掉落床上，应清扫干净，以免复燃烧坏被褥等物品。

●心前区、大血管、肌腱部不可用透灸法。

●中暑、高血压危象、肺结核晚期咯血、高热、抽搐、恶液质等患者不宜使用透灸疗法。

●妊娠期妇女腰骶部和小腹部不宜使用透灸法。

（1）足部艾灸箱（图3）：灸箱长34厘米，宽32厘米，高16.5厘米，由箱体、"足"形防护网、"足"形框、艾条固定架（由固定棒、半圆框、调节棒、耐热铜丝组成）、通气孔和温度计等部分组成（专利号：ZL 201020232667.1），可同时对足内

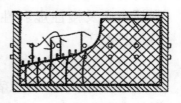

足部艾灸箱
图3

侧、外侧、足背部、脚踝部施灸。用于治疗足癣、足跟痛、踝关节扭伤等踝关节病症。

（2）膝关节艾灸箱：灸箱长30厘米，宽22厘米，高29厘米，由箱体、防护网、艾条固定架、盖板、凹形槽等部分组成（专利号：ZL 201020125070.7）。用于对膝关节施灸。可治疗膝关节炎、膝关节积液、关节扭伤等关节病症。

（3）安全环保灸箱：灸箱长25厘米，宽20厘米，高17厘米，由箱体、箱内网层、艾条固定架和通气孔等部分组成（专利号：ZL 200720092865.0）。特点：热力集中，熏灸面积大，用艾量少，可较好地控制烟雾。可用于对腹部、背腰部施灸，治疗相应部位的病症。

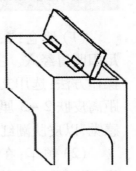

颈关节艾灸箱
图4

（4）颈关节艾灸箱（图4）：灸箱由箱体、活动盖板、铁丝防护网、滤烟罩等部分组成（专利号：ZL 201220647575.9）。特点：艾灸效果好且舒适无烟。用于对颈部施灸，可治疗颈椎病。

（5）手腕部艾灸箱（图5）：灸箱由箱体和防护网组成。用于对手腕部施灸（专利号：ZL 201220592449.8）。可治疗手腕部腱鞘炎、腱鞘囊肿以及腕管综合征、类风湿性关节炎等手及腕部疾患。

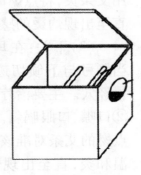

手腕部艾灸箱
图5

（6）背部艾灸箱（图6）：艾灸箱长25厘米，宽20厘米，高17厘米。由箱体和可360°旋转的活页组成。用于对背部施灸。可治疗背部病症及慢性虚弱性疾病和因风、寒、湿邪引起的疾病。

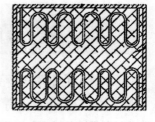

背部艾灸箱
图6

（7）背腰部艾灸椅：艾灸椅由坐板、椅背和艾灸箱组成，治疗时患者可躺在艾灸椅上，根据其身高和患处，通过调整椅背的角度，达到最佳的治疗位置（专利号：ZL 201320083650.8）。用于背腰部施灸。可治疗腰椎间盘突出、慢性腰肌劳损、肩背部慢性劳损等背腰部病症。

10. 头面部常用的透灸穴位有哪些

（1）地仓：在面部，口角外侧，上直对瞳孔。足阳明胃经穴。主要治疗：口歪、流涎、眼睑眴动。操作方法：选用艾条灸，将点燃的艾条对准该点，距离皮肤2～3厘米施以温和灸，直至出现灼烫的感觉，以皮肤潮红为度。（图7）

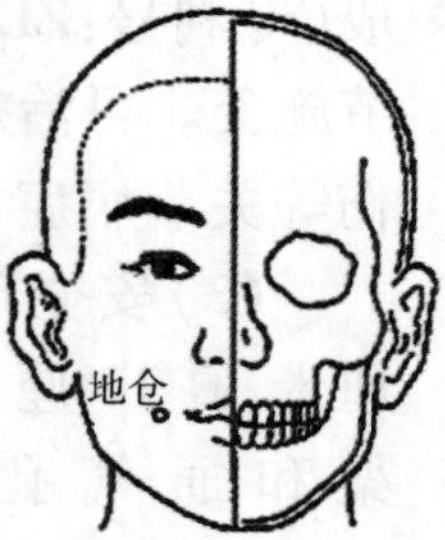

（2）颊车：在面颊部，下颌角前上方约一横指，当咀嚼时咬肌隆起处。足阳明胃经穴。主要治疗：口歪、齿痛、颊肿、口噤不语。操作方法：选用艾条灸，将点燃的艾条对准该点，距离皮肤2～3厘米施以温和灸，直至出现灼烫的感觉，以皮肤潮红为度。（图8）

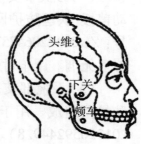

图7

（3）下关：在耳屏前，下颌骨髁状突前方，当颧弓与下颌切迹所形成的凹陷中。足阳明胃经穴。主要治疗：①耳聋、耳鸣、聤耳、齿痛。②口噤、口眼㖞斜。操作方法：选用艾条灸，将点燃的艾条对准该点，距离皮肤2～3厘米施以温和灸，直至出现灼烫的感觉，以皮肤潮红为度。（图8）

图8

（4）头维：在头侧部，当额角发际上0.5寸，头正中线旁4.5寸。足阳明胃经穴。主要治疗：头痛、目眩、目痛、流泪。操作方法：选用艾条灸，将点燃的艾条对准该点，距离皮肤2～3厘米施以温和灸，直至出现灼烫的感觉，以皮肤潮红为度。（图8）

（5）颧髎：在面部，当目外眦直下，颧骨下缘凹陷处。手太阳小肠经穴。主要治疗：口眼㖞斜、眼睑𥆙动、齿痛、颊肿、三叉神经痛。操作方法：选用艾条灸，将点燃的艾条对准该点，距离皮肤2～3厘米施以温和灸，直至出现灼烫的感觉，以皮肤潮红为度。（图9）

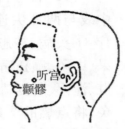

图9

（6）听宫：在耳屏前，下颌骨髁状突的后方，张口时呈凹陷处。手太阳小肠经穴。主要治疗：①耳鸣、耳聋、聤耳。②齿痛。操作方法：选用艾条灸，将点燃的艾条对准该点，距离皮肤2～3厘米施以温和灸，直至出现灼烫的感觉，以皮肤潮红为度。（图9）

（7）天柱：在后发际正中旁开1.3寸，当斜方肌外侧缘凹陷中。足太阳膀胱经穴。主要治疗：①后头痛、项强、肩背腰痛。②鼻塞。③癫狂病、热病。操作方法：选用艾条灸，将点燃的艾条对准该点，距离皮肤2～3厘米施以温和灸，直至出现灼烫的感觉，以皮肤潮红为度。（图10）

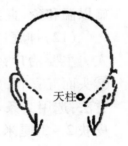

图10

（8）翳风：在耳垂后方，当乳突与下颌角之间的凹陷处。手少阳三焦经穴。主要治疗：①耳疾，如耳鸣、耳聋等。②面、口病，如口眼㖞斜、牙关紧闭、齿痛、颊肿等。③瘰疬。操作方法：选用艾条灸，将点燃的艾条对准该点，距离皮肤2～3厘米施以温和灸，直至出现灼烫的感觉，以皮肤潮红为度。（图11）

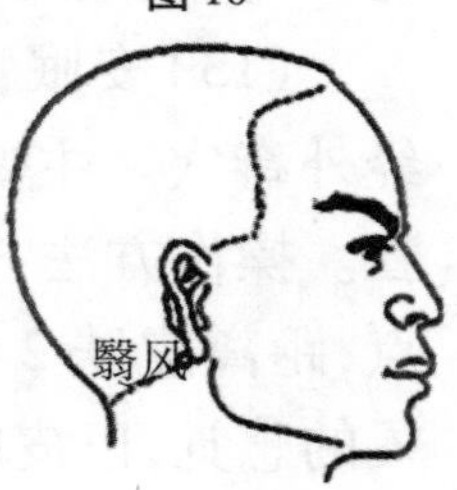

图11

（9）风池：在胸锁乳突肌与斜方肌上端之间的凹陷处。足少阳胆经穴。主要治疗内、外风邪所致的病症：①头病及神志病，如头痛、眩晕、中风、癫痫、失眠等。②五官病，如耳鸣、耳聋、感冒、鼻塞、鼻衄、目赤肿痛、口眼㖞斜等。③颈项强痛。④热病、疟疾。操作方法：选

用艾条灸,将点燃的艾条对准该点,距离皮肤2～3厘米施以温和灸,直至出现灼烫的感觉,以皮肤潮红为度。(图12)

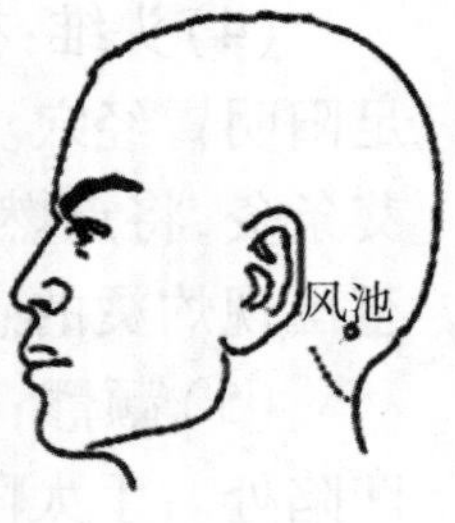

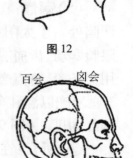

图12

(10)百会:在前发际正中直上5寸,或头部正中线与两耳尖连线的交点处。督脉穴。主要治疗:①头病、神志病,如头痛、眩晕、失眠、健忘、痴呆、中风、癫狂痫、癔病等。②气虚下陷病症,如脱肛、泄泻、阴挺、脏器下垂等。操作方法:选用艾条灸,将点燃的艾条对准该点,距离皮肤2～3厘米施以温和灸,直至出现灼烫的感觉,以皮肤潮红为度。(图13)

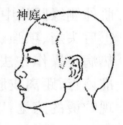

图13

(11)囟会:在前发际正中直上2寸。督脉穴。主要治疗:①头痛、眩晕。②鼻渊、鼻衄。③癫痫。操作方法:选用艾条灸,将点燃的艾条对准该点,距离皮肤2～3厘米施以温和灸,直至出现灼烫的感觉,以皮肤潮红为度。(图13)

(12)神庭:在前发际正中直上0.5寸。督脉穴。主要治疗:①神志病,如癫狂痫、失眠、惊悸。②头面五官病,如头痛、目眩、鼻渊、鼻衄等。操作方法:选用艾条灸,将点燃的艾条对准该点,距离皮肤2～3厘米施以温和灸,直至出现灼烫的感觉,以皮肤潮红为度。(图14)

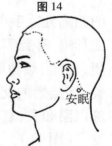

图14

(13)安眠:在翳风穴与风池穴连线的中点。经外奇穴。主要治疗:失眠、头痛、眩晕、心悸、癫狂。操作方法:选用艾条灸,将点燃的艾条对准该点,距离皮肤2～3厘米施以温和灸,直至出现灼烫的感觉,以皮肤潮红为度。(图15)

图15

12

（1）梁门：在上腹部，当脐中上4寸，距前正中线旁开2寸。足阳明胃经穴。主要治疗：胃痛、呕吐、食欲不振。操作方法：选用艾箱灸，将艾箱平稳置于上腹部，距离皮肤2～3厘米施灸，直至出现灼烫的感觉，以皮肤潮红为度。（图16）

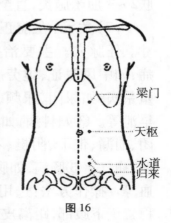

图16

（2）天枢：在脐中旁开2寸。足阳明胃经穴。主要治疗：①腹胀肠鸣、绕脐痛、便秘、泄泻、痢疾。②月经不调、痛经。操作方法：选用艾箱灸，将艾箱平稳置于腹部，距离皮肤2～3厘米施灸，直至出现灼烫的感觉，以皮肤潮红为度。（图16）

（3）水道：在下腹部，当脐中下3寸，距前正中线旁开2寸。足阳明胃经穴。主要治疗：①小腹胀满。②小便不利。③疝气。④痛经、不孕。操作方法：选用艾箱灸，将艾箱平稳置于下腹部，距离皮肤2～3厘米施灸，直至出现灼烫的感觉，以皮肤潮红为度。（图16）

（4）归来：在脐中下4寸，距前正中线旁开2寸。足阳明胃经穴。主要治疗：①腹痛、疝气。②月经不调、带下、阴挺。操作方法：选用艾箱灸，将艾箱平稳置于下腹部，距离皮肤2～3厘米施灸，直至出现灼烫的感觉，以皮肤潮红为度。（图16）

（5）期门：在乳头直下，第6肋间隙中，前正中线旁开4寸。足厥阴肝经穴。主要治疗：①肝胃病，如胸胁胀痛、郁闷、呕吐、吞酸、呃逆、腹胀等。②乳痈。操作方法：选用艾箱灸，将艾箱平稳置于胸部，距离皮肤2～3厘米施灸，直至出现灼烫的感觉，以皮肤潮红为度。（图17）

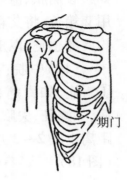

图17

（6）中极：在前正中线上，脐中下4寸。任脉穴。主要治疗：①泌尿生殖系病，如遗尿、尿频、小便不利、遗精、阳痿等。③妇科病,如痛经、月经不调、崩漏、带下、阴挺、不孕等。操作方法:选用艾箱灸,将艾箱平稳置于下腹部,距离皮肤2～3厘米施灸,直至出现灼烫的感觉,以皮肤潮红为度。(图18)

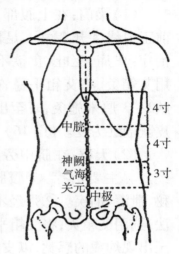

(7)关元:在前正中线上,脐中下3寸。任脉穴。主要治疗:①元气虚损病症,如中风脱证、虚劳羸瘦等。②泌尿生殖系病,如尿闭、尿频、遗尿、遗精、阳痿、早泄等。③妇科病,如月经不调、痛经、经闭、崩漏、带下、阴挺、不孕等。④少腹疼痛、疝气。⑤肠病,如腹泻、痢疾、脱肛、便血等。操作方法:选用艾箱灸,将艾箱平稳置于下腹部,距离皮肤2～3厘米施灸,直至出现灼烫的感觉,以皮肤潮红为度。(图18)

图18

(8)气海:在前正中线上,脐中下1.5寸。任脉穴。主要治疗:①气虚病症,如虚劳羸瘦、中风脱证等。②肠腑病,如腹痛、腹泻、便秘等。③泌尿生殖系病,如小便不利、遗尿、遗精、阳痿等。④妇科病,如月经不调、痛经、经闭、崩漏、带下、阴挺等。操作方法:选用艾箱灸,将艾箱平稳置于下腹部,距离皮肤2～3厘米施灸,直至出现灼烫的感觉,以皮肤潮红为度。(图18)

(9)神阙:在脐中央。任脉穴。主要治疗:①虚脱证。②肠腑病,如脐腹痛胀、泄泻、痢疾、脱肛等。③水肿、小便不利。操作方法:选用艾箱灸,将艾箱平稳置于腹部,距离皮肤2～3厘米施灸,直至出现灼烫的感觉,以皮肤潮红为度。(图18)

(10)中脘:在前正中线上,脐中上4寸。任脉穴。主要治疗:①胃病,如胃痛、腹胀、纳呆、呕吐、吞酸、呃逆等。②黄疸。②神志病,如癫狂、失眠。操作方法:选用艾箱灸,将艾箱平稳置于上腹部,距离皮肤2～3厘米施灸,直至出现灼烫的感觉,以皮肤潮红为度。(图18)

12. 背腰部常用的透灸穴位有哪些

图 19

(1)天宗:在肩胛区,肩胛冈中点与肩胛骨下角连线的上1/3与下2/3交点凹陷中。手太阳小肠经穴。主要治疗:①肩胛疼痛。②气喘。③乳痈。操作方法:选用艾箱灸,将艾箱平稳置于肩胛部,距离皮肤2~3厘米施灸,直至出现灼烫的感觉,以皮肤潮红为度。(图19)

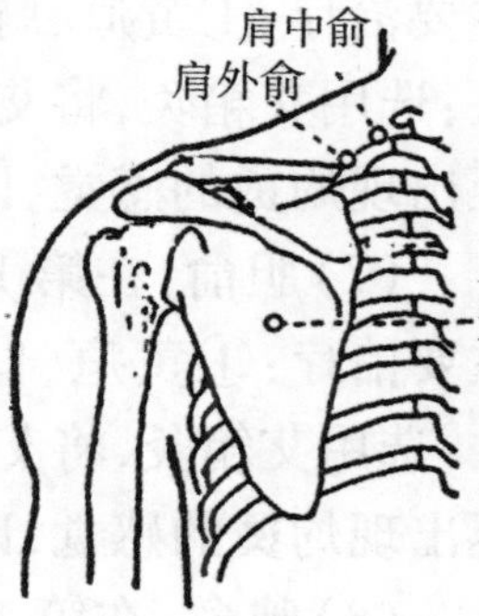

(2)肩外俞:在背部,当第1胸椎棘突下,旁开3寸。手太阳小肠经穴。主要治疗肩背疼痛、颈项强急。操作方法:选用艾箱灸,将艾箱平稳置于肩部,距离皮肤2~3厘米施灸,直至出现灼烫的感觉,以皮肤潮红为度。(图19)

(3)肩中俞:在背部,当第7颈椎棘突下,旁开2寸。手太阳小肠经穴。主要治疗:①咳嗽、气喘。②肩背疼痛。操作方法:选用艾箱灸,将艾箱平稳置于肩部,距离皮肤2~3厘米施灸,直至出现灼烫的感觉,以皮肤潮红为度。(图19)

图 20

(4)肺俞:在第3胸椎棘突下,旁开1.5寸。足太阳膀胱经穴。主要治疗:①咳嗽、气喘、咯血等肺疾。②骨蒸潮热、盗汗。操作方法:选用艾箱灸,将艾箱平稳置于背部,距离皮肤2~3厘米施灸,直至出现灼烫的感觉,以皮肤潮红为度。(图20)

(5)心俞:在第5胸椎棘突下,旁开1.5寸。足太阳膀胱经穴。主要治疗:①心痛、惊悸、失眠、健忘、癫痫等心与神志病变。②咳嗽、吐血。操作方法:选用艾箱灸,将艾箱平稳置于背

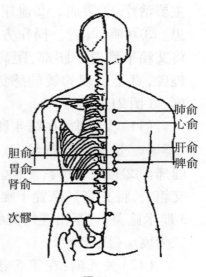

部,距离皮肤2～3厘米施灸,直至出现灼烫的感觉,以皮肤潮红为度。(图20)

(6)肝俞:在第9胸椎棘突下,旁开1.5寸。足太阳膀胱经穴。主要治疗:①黄疸、胸胁胀痛、目疾。②癫狂痫。③脊背痛。操作方法:选用艾箱灸,将艾箱平稳置于背部,距离皮肤2～3厘米施灸,直至出现灼烫的感觉,以皮肤潮红为度。(图20)

(7)胆俞:在第10胸椎棘突下,旁开1.5寸。足太阳膀胱经穴。主要治疗:①黄疸、口苦、胁痛等肝胆疾患。②肺痨,潮热。操作方法:选用艾箱灸,将艾箱平稳置于背部,距离皮肤2～3厘米施灸,直至出现灼烫的感觉,以皮肤潮红为度。(图20)

(8)脾俞:在第11胸椎棘突下,旁开1.5寸。足太阳膀胱经穴。主要治疗:①腹胀、腹泻、呕吐、痢疾、便血等脾胃肠腑病症。②背痛。操作方法:选用艾箱灸,将艾箱平稳置于背部,距离皮肤2～3厘米施灸,直至出现灼烫的感觉,以皮肤潮红为度。(图20)

(9)胃俞:在第12胸椎棘突下,旁开1.5寸。足太阳膀胱经穴。主要治疗:①胃脘痛、呕吐、腹胀、肠鸣等脾胃疾患。②背痛。操作方法:选用艾箱灸,将艾箱平稳置于背部,距离皮肤2～3厘米施灸,直至出现灼烫的感觉,以皮肤潮红为度。(图20)

(10)肾俞:在第2腰椎棘突下,旁开1.5寸。足太阳膀胱经穴。主要治疗:①腰痛。②遗尿、遗精、阳痿、月经不调、带下等泌尿系疾患。③耳鸣、耳聋。操作方法:选用艾箱灸,将艾箱平稳置于腰部,距离皮肤2～3厘米施灸,直至出现灼烫的感觉,以皮肤潮红为度。(图21)

(11)大肠俞:在第4腰椎棘突下,旁开1.5寸。足太阳膀胱经穴。主要治疗:①腰腿痛。②腹胀、腹泻、便秘。操作方法:选用艾箱灸,将艾箱平稳置于腰部,距离皮肤2～3厘米施灸,直至出现灼烫的感觉,以皮肤潮红为度。(图21)

(12)关元俞:在第5腰椎棘突下,旁开

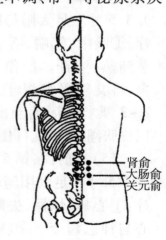

肾俞
大肠俞
关元俞

图21

1.5寸。足太阳膀胱经穴。主要治疗:①腹胀、腹泻。②腰骶痛。③小便频数或不利、遗尿。操作方法:选用艾箱灸,将艾箱平稳置于腰部,距离皮肤2～3厘米施灸,直至出现灼烫的感觉,以皮肤潮红为度。(图21)

(13)次髎:在髂后上棘与后正中线之间,适对第1骶后孔。足太阳膀胱经穴。主要治疗:①月经不调、痛经、带下等妇科疾患。②小便不利。③遗精。④疝气。⑤腰骶痛、下肢痿痹。操作方法:选用艾箱灸,将艾箱平稳置于腰骶部,距离皮肤2～3厘米施灸,直至出现灼烫的感觉,以皮肤潮红为度。(见图24)

(14)膏肓:在第4胸椎棘突下,旁开3寸。足太阳膀胱经穴。主要治疗:①咳嗽、气喘、肺痨等肺之虚损证。②肩胛痛。③健忘、盗汗、遗精等虚损诸疾。操作方法:选用艾箱灸,将艾箱平稳置于肩背部,距离皮肤2～3厘米施灸,直至出现灼烫的感觉,以皮肤潮红为度。(图22)

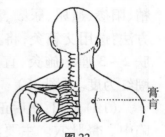

图22

(15)志室:在第2腰椎棘突下,旁开3寸。足太阳膀胱经穴。主要治疗:①遗精、阳痿等肾虚病症。②小便不利。③腰脊强痛。操作方法:选用艾箱灸,将艾箱平稳置于腰部,距离皮肤2～3厘米施灸,直至出现灼烫的感觉,以皮肤潮红为度。(图23)

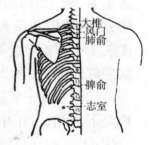

图23

(16)秩边:在平第4骶后孔,髂正中嵴旁开3寸。足太阳膀胱经穴。主要治疗:①腰骶痛、下肢痿痹等腰及下肢病症。②小便不利。③便秘、痔疾。操作方法:选用艾箱灸,将艾箱平稳置于腰骶部,距离皮肤2～3厘米施灸,直至出现灼烫的感觉,以皮肤潮红为度。(图24)

(17)腰阳关:在后正中线上,第4腰椎棘突下凹陷中。督脉穴。主要治疗:①腰骶疼痛、下肢痿

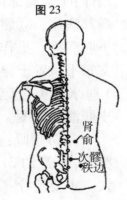

图24

痹。②妇科病,如月经不调、赤白带下等。③男科病,如遗精、阳痿等。操作方法:选用艾箱灸,将艾箱平稳置于腰骶部,距离皮肤 2~3 厘米施灸,直至出现灼烫的感觉,以皮肤潮红为度。(图 25)

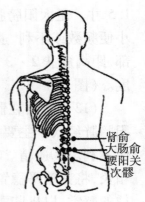

图 25

(18)命门:在后正中线上,第 2 腰椎棘突下凹陷中。督脉穴。主要治疗:①腰脊强痛、下肢痿痹。②妇科病,如月经不调、赤白带下、痛经、经闭、不孕等。③肾阳不足病症,如遗精、阳痿、遗尿、尿频、泄泻、小腹冷痛等。操作方法:选用艾箱灸,将艾箱平稳置于腰部,距离皮肤 2~3 厘米施灸,直至出现灼烫的感觉,以皮肤潮红为度。(图 26)

(19)至阳:在后正中线上,第 7 胸椎棘突下凹陷中。督脉穴。主要治疗:①肝胆病,如黄疸、胸胁胀满等。②肺病咳嗽、气喘。③脊强背痛。操作方法:选用艾箱灸,将艾箱平稳置于背部,距离皮肤 2~3 厘米施灸,直至出现灼烫的感觉,以皮肤潮红为度。(图 26)

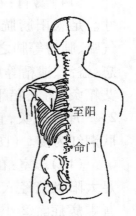

图 26

(20)夹脊:在背腰部,当第 1 胸椎至第 5 腰椎棘突下两侧,后正中线旁开 0.5 寸,一侧 17 个穴。经外奇穴。主要治疗:①上胸部位治疗心肺部及上肢病症。②下胸部的穴位治疗胃肠部病症。③腰部的穴位治疗腰腹及下肢病症。操作方法:选用艾箱灸,将艾箱平稳置于脊柱部位,距离皮肤 2~3 厘米施灸,直至出现灼烫的感觉,以皮肤潮红为度。(图 27)

(21)腰眼:在腰部,当第 4 腰椎棘突下,旁开约 3.5 寸凹陷中。经外奇穴。主要治疗:①腰痛。②月经不调、带下。操作方法:选用艾箱灸,将艾箱

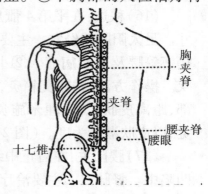

图 27

平稳置于腰部,距离皮肤2~3厘米施灸,直至出现灼烫的感觉,以皮肤潮红为度。(图27)

13. 上肢部常用的透灸穴位有哪些

(1)尺泽:在肘横纹中,肱二头肌腱桡侧凹陷处。手太阴肺经穴。主要治疗:①咳嗽、气喘、咯血、咽喉肿痛等肺系病症。②肘臂挛痛。③急性吐泻、中暑、小儿惊风。操作方法:选用艾条灸或艾箱灸,距离皮肤2~3厘米施灸,直至出现灼烫的感觉,以皮肤潮红为度。(图28)

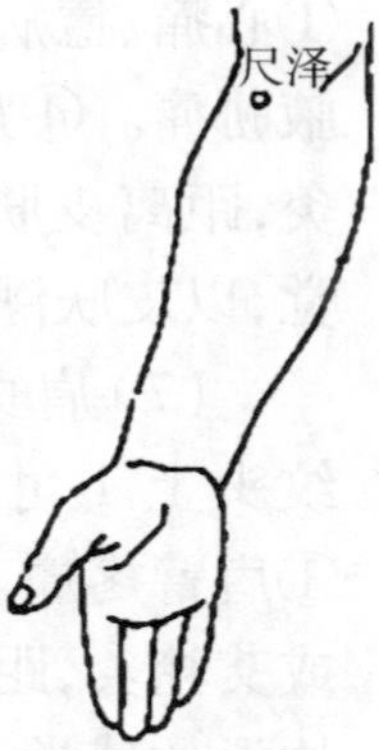

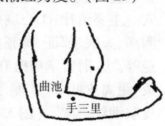

图28

(2)手三里:在前臂背面桡侧,当阳溪与曲池连线上,肘横纹下2寸处。手阳明大肠经穴。主要治疗:①手臂无力、上肢不遂。②腹痛、腹泻。③齿痛、颊肿。操作方法:选用艾条灸或艾箱灸,距离皮肤2~3厘米施灸,直至出现灼烫的感觉,以皮肤潮红为度。(图29)

(3)曲池:在屈肘成直角,在肘横纹外侧端与肱骨外上髁连线中点。手阳明大肠经穴。主要治疗:①手臂痹痛、上肢不遂。②热病。③高血压。④癫狂。⑤腹痛吐泻。⑥咽喉肿痛、齿痛、目赤痛。⑦瘾疹、湿疹、瘰疬。操作方法:选用艾条灸或艾箱灸,距离皮肤2~3厘米施灸,直至出现灼烫的感觉,以皮肤潮红为度。(图29)

曲池
手三里

图29

(4)臂臑:在臂部,曲池上7寸,三角肌前缘处。手阳明大肠经穴。主要治疗:①肩臂疼痛、上肢不遂、颈项拘挛。②瘰疬。③目疾。操作方法:选用艾条灸或艾箱灸,距离皮肤2~3厘米施灸,直至出现灼烫的感觉,以皮肤潮红为度。(图30)

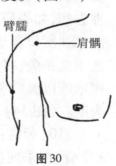

臂臑
肩髃

图30

(5)肩髃:在肩峰端下缘,三角肌上部中央。上臂外展或向前平伸时,肩部出现两个凹陷,当肩峰前下方凹陷处。手阳明大肠经穴。主要治疗：①肩臂挛痛、上肢不遂。②瘾疹。操作方法：选用艾条灸或艾箱灸，距离皮肤2～3厘米施灸，直至出现灼烫的感觉，以皮肤潮红为度。（图30）

（6）少海：屈肘，当肘横纹内侧端与肱骨内上髁连线的中点处。手少阴心经穴。主要治疗：①心痛、癔病、神志病。②肘臂挛痛。③头项痛、腋胁痛。④瘰疬。操作方法：选用艾条灸或艾箱灸，距离皮肤2～3厘米施灸，直至出现灼烫的感觉，以皮肤潮红为度。（图31）

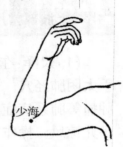

图31

（7）肩贞：在肩关节后下方，臂内收时，腋后纹头上1寸。手太阳小肠经穴。主要治疗：①肩臂疼痛。②瘰疬。操作方法：选用艾条灸或艾箱灸，距离皮肤2～3厘米施灸，直至出现灼烫的感觉，以皮肤潮红为度。（图32）

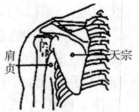

图32

（8）内关：在前臂前区，腕横纹上2寸，掌长肌腱与桡侧腕屈肌腱之间。手厥阴心包经穴。主要治疗：①心胸病、神志病，如心痛、心悸、胸闷、胸痛、失眠、郁证、癫狂痫等。②胃病，如胃痛、呕吐、呃逆等。③肘臂挛痛瘫麻。操作方法：选用艾条灸或艾箱灸，距离皮肤2～3厘米施灸，直至出现灼烫的感觉，以皮肤潮红为度。（图33）

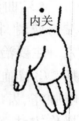

图33

（9）大陵：在腕横纹的中点处，掌长肌腱与桡侧腕屈肌腱之间。手厥阴心包经穴。主要治疗：①心胸病、神志病，如心痛、心悸、胸胁痛、喜笑悲恐、癫狂痫等。②胃病，如胃痛、呕吐、口臭等。③手腕麻痛、腕下垂。操作方法：选用艾条灸，将点燃的艾条对准该点，距离皮肤2～3厘米施以温和灸，直至出现灼烫的感觉，以皮肤潮红为度。（图34）

（10）劳宫：在手掌心，第2、第3掌骨之间偏于第3掌骨，握拳屈指时中指尖处。手厥阴心包经穴。主要治疗：①急症，如中风昏迷、中暑等。②心病、神志

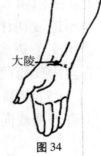

图34

病,如心痛、癫狂痫等。③口疮、口臭。④鹅掌风。
操作方法:选用艾条灸,将点燃的艾条对准该点,距
离皮肤 2～3 厘米施以温和灸,直至出现灼烫的感
觉,以皮肤潮红为度。(图35)

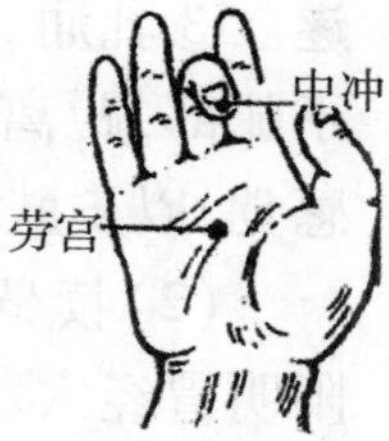

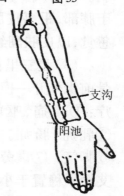

图35

(11)阳池:在腕背横纹中,指伸肌腱的尺侧缘凹
陷处。手少阳三焦经穴。主要治疗:①五官病,如目
赤肿痛、耳聋、喉痹等。②消渴、疟疾。③腕臂痛。
操作方法:选用艾条灸,将点燃的艾条对准该点,
距离皮肤 2～3 厘米施以温和灸,直至出现灼烫的
感觉,以皮肤潮红为度。(图36)

(12)支沟:在阳池与肘尖的连线上,腕背横
纹上 3 寸,尺骨与桡骨之间。手少阳三焦经穴。
主要治疗:①便秘。②胁肋疼痛。③耳鸣、耳聋、
暴喑。④手指震颤、肘臂痛。⑤瘰疬、热病。操作
方法:选用艾条灸,将点燃的艾条对准该点,距离
皮肤 2～3 厘米施以温和灸,直至出现灼烫的感觉,以皮肤潮红为度。
(图36)

(13)臑会:在肘尖与肩髎的连线上,肩髎下 3 寸,
三角肌的后下缘。手少阳三焦经穴。主要治疗:①上肢
痿痹。②瘰疬、瘿气。操作方法:选用艾条灸或艾箱灸,
距离皮肤 2～3 厘米施灸,直至出现灼烫的感觉,以皮肤
潮红为度。(图37)

(14)肩髎:在肩髃后方,当臂外展时,于肩峰后下
方呈现的凹陷处。手少阳三焦经穴。主要治疗肩臂挛
痛不遂。操作方法:选用艾条灸或艾箱灸,距离皮肤 2～3 厘米施灸,
直至出现灼烫的感觉,以皮肤潮红为度。(图37)

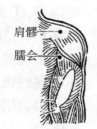

图37

14. 下肢部常用的透灸穴位有哪些

(1)梁丘:屈膝,在髂前上棘与髌底外侧端的连线上,髌底外上缘
上 2 寸。足阳明胃经穴。主要治疗:①急性胃痛。②膝肿痛、下肢不

遂。③乳痈。操作方法：选用艾箱灸,将艾箱平稳置于腿部,距离皮肤 2～3 厘米施灸,直至出现灼烫的感觉,以皮肤潮红为度。（图 38）

（2）犊鼻：屈膝,在膝部髌韧带外侧凹陷中。足阳明胃经穴。主要治疗：①膝痛、下肢麻痹、屈伸不利。②脚气。操作方法：选用艾箱灸,将艾箱平稳置于膝部,距离皮肤 2～3 厘米施灸,直至出现灼烫的感觉,以皮肤潮红为度。（图 38）

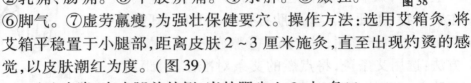

梁丘
犊鼻
足三里

图 38

（3）足三里：在小腿前外侧,当犊鼻下 3 寸,距胫骨前缘外开一横指（中指）。足阳明胃经穴。主要治疗：①胃痛、呕吐、噎膈、腹胀、泄泻、痢疾、便秘。②乳痈、肠痈。③下肢痹痛。④水肿。⑤癫狂。⑥脚气。⑦虚劳羸瘦,为强壮保健要穴。操作方法：选用艾箱灸,将艾箱平稳置于小腿部,距离皮肤 2～3 厘米施灸,直至出现灼烫的感觉,以皮肤潮红为度。（图 39）

（4）丰隆：在小腿前外侧,当外踝尖上 8 寸,条口外,距胫骨前缘二横指（中指）。足阳明胃经穴。主要治疗：①头痛、眩晕。②癫狂。③痰多咳嗽。④下肢痿痹。⑤腹胀、便秘。操作方法：选用艾箱灸,将艾箱平稳置于小腿部,距离皮肤 2～3 厘米施灸,直至出现灼烫的感觉,以皮肤潮红为度。（图 39）

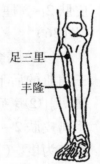

足三里
丰隆

图 39

（5）阴陵泉：在小腿内侧,当胫骨内侧踝后下方凹陷处。足太阴脾经穴。主要治疗：①腹胀、泄泻、水肿、黄疸、小便不利或失禁。②膝痛。操作方法：选用艾箱灸,将艾箱平稳置于小腿部,距离皮肤 2～3 厘米施灸,直至出现灼烫的感觉,以皮肤潮红为度。（图 40）

（6）血海：屈膝,在大腿内侧,髌底内侧端上 2 寸,当股四头肌内侧头的隆起处（简便取穴法：患者屈膝,医者以左手掌心按于患者右膝髌骨上缘,二至五指向上伸直,拇指约呈 45 度斜置,拇指尖下是穴）。足太阴脾经穴。主要治疗：①月经不调、崩漏、经闭。②瘾疹、湿疹、丹毒。操作方法：选用艾箱灸,将艾箱平稳置于膝盖上方,距离

皮肤 2～3 厘米施灸,直至出现灼烫的感觉,以皮肤潮红为度。(图 40)

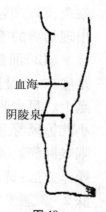

图 40

(7)委中:在腘横纹中点,当股二头肌肌腱与半腱肌肌腱的中间。足太阳膀胱经穴。主要治疗:①腰背痛、下肢痿痹等腰及下肢病症。②腹痛、急性吐泻。③小便不利、遗尿。④丹毒。操作方法:选用艾箱灸,将艾箱平稳置于腘窝部,距离皮肤 2～3 厘米施灸,直至出现灼烫的感觉,以皮肤潮红为度。(图 41)

(8)承山:在小腿后面正中,委中与昆仑之间,当伸直小腿和足跟上提时腓肠肌肌腹下出现凹陷处。足太阳膀胱经穴。主要治疗:①腰腿拘急、疼痛。②痔疾、便秘。操作方法:选用艾箱灸,将艾箱平稳置于小腿后方,距离皮肤 2～3 厘米施灸,直至出现灼烫的感觉,以皮肤潮红为度。(图 41)

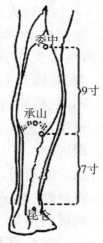

图 41

(9)昆仑:在外踝后方,当外踝尖与跟腱之间的凹陷处。足太阳膀胱经穴。主要治疗:①后头痛、项强、腰骶疼痛、足踝肿痛。②癫痫。③滞产。操作方法:选用艾条灸,将点燃的艾条对准该点,距离皮肤 2～3 厘米施以温和灸,直至出现灼烫的感觉,以皮肤潮红为度。(图 42)

(10)申脉:在外踝直下方凹陷中。足太阳膀胱经穴。主要治疗:①头痛、眩晕。②癫狂、痫证、失眠等神志疾患。③腰腿酸痛。操作方法:选用艾条灸,将点燃的艾条对准该点,距离皮肤 2～3 厘米施以温和灸,直至出现灼烫的感觉,以皮肤潮红为度。(图 42)

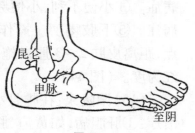

图 42

(11)至阴:在足小趾外侧趾甲角旁 0.1 寸。足太阳膀胱经穴。主要治疗:①胎位不正、滞产。②头痛、目痛、鼻塞、鼻衄。操作方法:选用艾

条灸,将点燃的艾条对准该点,距离皮肤 2～3 厘米施以温和灸,直至出现灼烫的感觉,以皮肤潮红为度。(图 42)

(12)涌泉:在足底部,卷足时足前部凹陷处,约当足底二、三趾趾缝纹端与足跟连线的前 1/3 与后 2/3 交点上。足少阴肾经穴。主要治疗:①昏厥、中暑、癫痫、小儿惊风等急症及神志病患。②头痛、头晕。③咯血、咽喉肿痛。④小便不利、便秘。⑤足心热。⑥奔豚气。操作方法:选用艾条灸,将点燃的艾条对准该点,距离皮肤 2～3 厘米施以温和灸,直至出现灼烫的感觉,以皮肤潮红为度。(图 43)

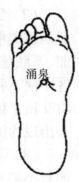

图 43

(13)太溪:在内踝后方,当内踝尖与跟腱之间的中点凹陷处。足少阴肾经穴。主要治疗:①头痛、目眩、咽喉肿痛、齿痛、耳聋、耳鸣等肾虚性五官病症。②月经不调、遗精、阳痿、小便频数等泌尿生殖系疾患。③腰脊痛及下肢厥冷、内踝肿痛。④气喘、胸痛、咯血等肺部疾

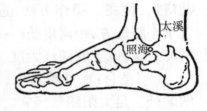

图 44

患。⑤消渴。⑥失眠、健忘等肾精不足证。操作方法:选用艾条灸,将点燃的艾条对准该点,距离皮肤 2～3 厘米施以温和灸,直至出现灼烫的感觉,以皮肤潮红为度。(图 44)

(14)照海:在内踝尖正下方凹陷处。足少阴肾经穴。主要治疗:①痫证、失眠等精神、神志疾患。②咽干咽痛、目赤肿痛等五官热性病症。③小便不利、小便频数。④月经不调、痛经、赤白带下等妇科病症。⑤下肢痿痹。操作方法:选用艾条灸,将点燃的艾条对准该点,距离皮肤 2～3 厘米施以温和灸,直至出现灼烫的感觉,以皮肤潮红为度。(图 44)

(15)阳陵泉:在腓骨小头前下方凹陷处。足少阳胆经穴。主要治疗:①肝胆病,如黄疸、胁痛、口苦、呕吐、吞酸等。②下肢、膝关节疾患,如膝肿痛、下肢痿痹及麻木、拘挛等。③小儿惊风。操作方法:选用艾箱灸,将艾箱平稳置于小腿部,距离皮肤 2～3 厘米施灸,直至出现灼烫的感觉,以皮肤潮红为度。(图 45)

（16）悬钟：在外踝尖上3寸，腓骨前缘。足少阳胆经穴。主要治疗：①下肢痿痹。②颈项强痛、胸胁满痛。③痴呆、中风。操作方法：选用艾箱灸，将艾箱平稳置于小腿部，距离皮肤2～3厘米施灸，直至出现灼烫的感觉，以皮肤潮红为度。（图45）

（17）百虫窝：屈膝，在大腿内侧，髌底内侧端上3寸，即血海上1寸。经外奇穴。主要治疗：①虫积。②风湿痒疹、下部生疮。操作方法：选用艾箱灸，将艾箱平稳置于腿部，距离皮肤2～3厘米施灸，直至出现灼烫的感觉，以皮肤潮红为度。（图46）

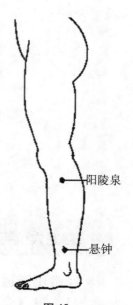

图45

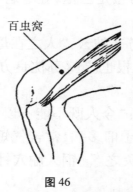

图46

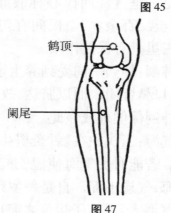

图47

（18）鹤顶：在膝上部，髌底的中点上方凹陷处。经外奇穴。主要治疗：①膝痛、腿足无力、鹤膝风。②脚气。操作方法：选用艾箱灸，将艾箱平稳置于膝盖部位，距离皮肤2～3厘米施灸，直至出现灼烫的感觉，以皮肤潮红为度。（图47）

（19）阑尾：在小腿前侧上部，当犊鼻下5寸，胫骨前缘旁开一横指。经外奇穴。主要治疗：①阑尾炎、消化不良。②下肢痿痹。操作方法：选用艾箱灸，将艾箱平稳置于小腿部，距离皮肤2～3厘米施灸，直至出现灼烫的感觉，以皮肤潮红为度。（图47）

透 灸 保 健

1. 哪些穴位可以采用透灸法来养生保健

经常用于透灸保健的穴位有足三里、神阙、气海、关元、膏肓等。

足三里:《江间氏心神锻炼法》记述"每月必有十余日灸其三里穴,寿至二百余岁"。民间有句俗语:"常按足三里,胜吃老母鸡。"说明足三里具有保健作用。

神阙:神阙一向受到养生家重视。苏东坡云:"人之在母也,母吸亦呼,口鼻皆闭。而以脐达,故脐者生之根也。"(《苏沈良方》卷六)。透灸神阙保健理或在此。

气海:王执中在《针灸资生经》里讲:"今人既不能不以元气佐喜怒矣。若能时灸气海使温,亦其次也。予旧多病,常苦气短,医者教灸气海,气遂不促。自是每岁须一二次灸之。"《铜人腧穴针灸图经》云:"气海者,是男子生气之海也。"

关元:《扁鹊心书》讲到"住世之法"云:"人至三十,可三年一灸脐下三百壮;五十,可两年一灸脐下三百壮;六十,可一年一灸脐下三百壮。"脐下就是指关元穴。宋代窦材自五十岁开始"常灸关元五百壮","遂得老年康健"。宋代洪迈《夷坚志》卷十二记载,有一绰号王双旗的强盗,八十多岁尚"精采腴润,小腹以下如铁而常暖"。他自己说是得火灸之力,"每夏秋之交,辄灼艾数千壮"。

膏肓:"病入膏肓"是耳熟能详的成语。成语中的"膏肓"经常艾灸,能起到补益虚损、养肺调心的作用。据说中国古代著名医学家孙思邈活到141岁,养生方法之一就是艾灸膏肓穴。

以上诸穴,在功能上各有侧重,常被用来养生保健。

2. 透灸足三里有什么作用？ 如何透灸

足三里为全身强壮要穴,不仅可以强健脾胃、补中益气,还能预防治疗多种疾病。脾胃是后天之本,气血生化之源,足三里是胃经的合穴,胃经属土,而足三里五行也属土,所以足三里是土经的土穴,"土主蕴藏万物",透灸足三里能够很好地改善脾胃对水谷的吸收功能。"若要身体安,三里常不干"就是对足三里的赞誉。常灸足三里能补中益气、宣通气机,改善消化功能,提高人体免疫功能和抗病能力。

足三里施灸时,操作者持点燃的艾条对准穴位,开始时保持适当距离,以有温热感为度,待患者对热量耐受时再逐步移近,以患者不感觉发烫的距离为宜,施灸时间40分钟左右,透灸足三里要求施灸时,灸感透达深部组织,仅皮表有热感,达不到治疗的目的。在施灸的过程中,可出现肌肉的跳动、瞤动,或局部有舒适感、胀痛感、沉重感、痒感、红斑,甚至全身汗出。透灸以灸后患者的感觉和机体的反应为标准,这种方法比一般灸法的灸量大,热力可以透过深部组织,无痛苦。

3. 透灸神阙有什么作用？ 如何透灸

神阙即肚脐,又名脐中,是人体任脉上的要穴,是人体生命最隐秘最关键的穴位。神阙、命门二穴前后相应,是人体生命能源的所在地,古代修炼者把二穴称为水火之官。科学研究表明,神阙是先天真息的唯一潜藏部位,人们通过锻炼,可启动人体胎息。神阙不仅可以治病,更可以养生。由于脐通百脉,可调阴阳、补气血、温脾肾、培元气,故透灸神阙穴可强身健体、防病延衰。透灸神阙养生法以其简便易行、天然无害、成本低廉的特点越来越受到人们的重视与欢迎。

神阙的透灸可采用隔物灸或艾灸箱灸。神阙隔物灸包括隔盐灸、隔姜灸、隔蒜灸、隔附子饼灸等;艾灸箱灸神阙可同时灸脐周附近诸穴,如中脘、下脘、天枢、气海、关元等穴,增强穴位之间的协同作用,提高透灸疗效,扩展保健范围。

特别提醒:透灸前后1小时内不用冷水洗手或洗澡;过饥、过饱不宜施灸;脐部有损伤或发炎者不宜施灸;孕妇不宜施灸;艾灸操作不可距离太近,以免发生烫伤;灸后可适量饮用温开水。

4. 透灸气海有什么作用？ 如何透灸

气海为精气会聚之处,是保健强壮、益肾补气之要穴,有益肾固精、升阳补气、补虚固本、调理冲任、通经散瘀、行气化浊的功能。主治男科病、妇科病、腰痛、食欲不振、夜尿症、儿童发育不良等。《针灸资生经》云:"《难经疏》以为元气之海,则气海者,盖人元气所生也。"可见灸气海有培补元气的作用。气海、关元、足三里配合使用,强壮作用更好,可整体调节,改善脏腑功能。

气海的透灸采用艾灸箱灸。将一根艾灸平均分成6段,点燃后均匀放入艾灸箱中,将艾灸箱放置在患者腹部,盖上盖子,艾灸箱上加盖滤烟布;当艾条燃尽,患者感觉不热时,取下灸箱,以局部汗出为度,若没有汗出,可以再灸,每天1次。气海可与神阙、关元同时灸,以益气养血、培元固本、益寿延年。

5. 透灸关元有什么作用？ 如何透灸

关元位于肚脐下3寸,是养生保健的重要穴位,长期施灸可使元气充足,达到调理气血、补肾固精的目的,能治疗泌尿及生殖系统疾病。

关元为常用的保健穴。古有"春灸气海,秋灸关元"之说。宋代窦材说:"真气虚则人病,真气脱则人死。保命之法,灼艾第一,丹药第二,附子第三。人至三十,可三年一灸脐下三百壮;五十可二年一灸脐下五百壮;六十可一年一灸脐下三百壮;令人长生不老,余五十常灸关元五百壮遂得老年健康。"由此可见,关元不但能够治疗诸虚百损、真阳欲脱等证,还可以保健延年。

古今医家认为关元是一个能起死回生的要穴,并且都认为刺激该穴的重要手段就是灸。艾灸此穴一定要掌握火候,要温而不烫,灸的时间要长,持续地温灸,达到热量内透,自觉腹内暖洋洋、热乎乎,有像冰雪融化般的舒适感觉,灸到皮肤有红晕为度。艾灸关元见效,腹内的寒气会立时消散。每次透灸的时间一般在 50 分钟左右,或更长些,依个体的情况,隔天 1 次或每周灸 2 次。

6. 透灸膏肓有什么作用？ 如何透灸

膏肓位于人体背部,取穴时,坐位,双手交叉紧抱双肩,肘关节贴近胸前,将肩胛骨打开,从大椎穴向下找到第 4 胸椎棘突下,再旁开 3 寸处。膏肓穴有补益虚损、养肺调心的作用,多用于治疗肺气虚弱所致的咳嗽、气喘、骨蒸盗汗、肺痨等病症;心气不足、心火上扰所致的癫狂、健忘、遗精等病症及各种原因所致的羸瘦虚损。

艾灸膏肓养生保健,古人多应用于 20 岁后的成人,同时灸足三里。

膏肓的透灸选用艾灸箱灸,透灸时患者取俯卧位,充分暴露背部膏肓穴,透灸时间 50 分钟,以局部出现汗出、潮红或全身汗出为度。如果灸后出现眼干、咽痛等症状,可饮用少量淡盐水引火下行。

7. 透灸可否预防感冒

透灸法可以增强身体抵抗力来预防感冒。感冒指以鼻塞流涕、咳嗽、头痛或恶寒发热为主的外感病症,因人体抵抗力减弱感染时邪病毒所致。透灸预防感冒,是用足量的艾灸,扶正祛邪,防治疾病。

(1)透灸预防感冒穴位:风池、大椎、足三里。

(2)操作方法:透灸时,将艾条一端点燃,一手的食、中二指分开风池处的头发,另一手拿艾条放置于风池上方施灸,保持适当距离,以有温热感为度,之后逐渐移近距离,以患者不感觉发烫为宜。施灸过程中,患者可感热量向深部渗透,局部伴潮红、汗出,余穴按同法施灸,每个穴位施灸 10 ~ 15 分钟,5 天为 1 个疗程。同时,要注意气候变化,及时增减衣物,保持乐观心态,饮食要清淡,生活作息规律,坚持户外活动和锻炼,增强防御外寒的能力。平时多吃富含铁、锌、钙、蛋白质、维生素的食物。透灸预防感冒还可配合食疗,如白芷、防风各5克,金银花15克,水煎代茶;或用党参20克,白茯苓20克(捣碎),生姜10克,白芷6克,糯米100克煮粥。

(3)特别提醒:透灸在预防感冒等外感疾患时作用显著。风池穴可祛风散寒,大椎清热解表,足三里是人体保健要穴,透灸风池、大椎时,艾条的温热作用可散发到整个头部,提神醒脑,鼓舞人体正气抵御外邪。透灸足三里可调理脾胃,促进机体对食物中营养物质的吸收,从而提高免疫力,预防感冒。

8. 如何用透灸改善功能性消化不良

功能性消化不良,是指有上腹痛、腹胀、早饱、嗳气、食欲不振、恶心、呕吐等不适症状,但经检查排除器质性病变的一组临床综合征,症状可持续或反复发作,一般超过1个月,或在12个月中累计超过12周。消化不良病变在胃,涉及肝脾。一方面由于当今社会竞争激烈,生活节奏加快,工作学习压力加大,精神紧张,情志抑郁,易致肝气郁结,横逆犯胃,脾胃受伤,受纳和运化水谷功能障碍,导致胃肠功能紊乱。另一方面由于生活水平的提高,人们往往容易暴饮暴食,嗜食肥甘厚腻,损伤脾胃。再者还有一些患者素体脾胃虚弱,或由于各种原因日久损伤脾胃致脾胃虚弱。应以健脾和胃、疏肝理气、消食导滞等法调理。

(1)改善消化不良:选足三里、中脘、内关。可在发病之前保健预防,也可以在症状出现时治疗改善。对习惯性消化不良的患者,平时可以选足三里、中脘、内关透灸保健,增强脾胃的运化功能。对已出现明显症状的,在选取以上穴位的基础上,根据不同证型增加穴位。如情绪不佳和压力过大,可加上太冲、肝俞等疏肝理气、健脾消积;对于饮食不节、暴饮暴食使脾胃负担过重,导致消化不良的,加上天枢、脾俞、胃俞等消食导滞;对日久损伤脾胃或药石不当致脾胃虚弱的患者,选气海、关元、天枢以益气健脾、和胃化湿。

（2）操作方法：对于脘腹部及腰背部穴位，如气海、关元、脾俞、胃俞等采用艾灸箱透灸，而对于四肢部穴位，如内关、足三里等则采用艾条透灸。腹部透灸取仰卧位，腰背部取俯卧位，采用先阳后阴的顺序，即先灸背俞后灸脘腹，症状较轻者也可只灸脘腹部穴位。使用艾灸箱透灸时，充分暴露施灸部位，将一根艾条平均分成 6 段，点燃后均匀放入艾灸箱中，将艾灸箱放置在施灸部位，盖上盖子，艾灸箱上加盖滤烟布；当艾条燃尽，患者感觉不热时，取下灸箱。使用艾条透灸时点燃一端，手持艾条对准穴位施灸，以患者不觉疼痛为宜，避免烫伤，待患者耐受时施灸距离逐渐由远及近，使热量渗透至穴位深部。每天治疗 1 次，以施灸部位出现汗出、潮红或花斑为度。

（3）特别提醒：功能性消化不良的患者，应注意在日常生活中养成良好的饮食习惯，避免过饥过饱，少食生冷、油腻、辛辣刺激及不易消化食物。除采用透灸法治疗之外，顺时针摩腹可增强胃肠道蠕动、促进消化，山楂泡水饮用也可改善症状。

9. 透灸如何预防习惯性便秘

便秘是指排便次数减少、粪便量减少、粪便干结、排便费力等。上述症状同时存在 2 种以上，可诊断为症状性便秘。便秘从病因上分为器质性和功能性两类。器质性便秘主要是由一些肠管的器质性病变，内分泌、神经系统病变以及药物因素导致；而功能性便秘病因病机尚不明确，其发生多与情绪、饮食、睡眠、年龄等因素相关，习惯性便秘以排便频率减少为主，2～3 天或更长时间排便 1 次（或每周 3 次以下），不仅给患者带来生活上的痛苦，还成为急性心力衰竭、心肌梗死、脑出血等急性心脑血管疾病的诱发因素。对于习惯性便秘，药物治疗只是临时之举，长期依赖泻药只会逐渐加重便秘程度，生活调摄才是根本治疗。

（1）预防习惯性便秘：选天枢、气海、足三里、上巨虚、大肠俞、支沟等穴。

（2）操作方法：对于腹部及腰骶部穴位，如气海、天枢、大肠俞等采用艾灸箱透灸，而对于四肢部穴位，如支沟、足三里、上巨虚等则采用艾条透灸。腹部透灸取仰卧位,腰骶部取俯卧位,症状较轻者也可只灸腰骶部穴位。使用艾灸箱透灸时,充分暴露施灸部位,将一根艾条平均分成6段,点燃后均匀放入艾灸箱中,将艾灸箱放置在施灸部位,盖上盖子,艾灸箱上加盖滤烟布;当艾条燃尽后,患者感觉不热时,取下灸箱。使用艾条透灸时点燃一端,手持艾条对准穴位施灸,以患者不觉疼痛为宜,避免烫伤,待患者耐受时施灸距离逐渐由远及近,使热量渗透至穴位深部。每天治疗1次,以施灸部位出现汗出、潮红或花斑为度。

(3)特别提醒:习惯性便秘重在预防,在采用透灸法的同时,患者应注意饮食起居,多吃膳食纤维,如蔬菜、水果等,亦可饮用蜂蜜水,少食辛辣刺激食物;养成合理的作息规律,无论有无便意,养成每天定时排便的习惯;适当运动,促使胃肠蠕动。

10. 透灸如何预防恶心、呕吐

恶心为上腹部不舒服、紧迫欲吐的感觉,伴有皮肤苍白、出汗、流涎、血压降低及心动过缓等症状,常为呕吐的前奏。一般恶心后随之伴有呕吐,但也可仅有恶心而无呕吐,或仅有呕吐而无恶心。呕吐是胃的强烈收缩迫使胃或小肠的内容物经食管、口腔而排出体外的现象。恶心与呕吐常同时发生,常见于急性胃肠炎、慢性胃肠炎、食管癌等,其他如神经性呕吐、内耳眩晕性呕吐、心及脑所致的呕吐也可发生。

(1)预防恶心、呕吐:选足三里、中脘。

(2)操作方法:在家里,如果发现有胃部不舒服的症状,可自行用艾条透灸法在足三里和中脘进行施灸调理,仰卧位躺在通风的地方,暴露施术穴位,手拿艾条悬灸,施灸过程中,患者可感胃肠蠕动,每穴5~10分钟,每天1次,5天为1个疗程。如因受寒引起,透灸时加上脘;若因吃多了,不消化所致,透灸时加天枢。也可让家人帮助在上述穴位用隔姜灸,施灸时,将新鲜生姜切成直径为1.5~2.0厘米,厚度为0.3~0.5厘米的薄片,中心用针穿刺数孔,上置艾炷放置于穴位上,当感觉到灼痛时,置换艾炷,每次用4~5个艾炷即可,每天1

次,5 天为 1 个疗程。

（3）特别提醒：在透灸预防期间要注意预防调护，使生活有节，起居有常，保持心情舒畅，避免精神刺激。饮食方面，消化不良者，饮食不宜过多，勿食生冷瓜果等；对已经发生呕吐且症状较重者，应卧床休息，休息后还不能缓解者，应及时到医院进行治疗。

11. 透灸能否预防中老年女性漏尿

中老年女性漏尿多见于压力性尿失禁。压力性尿失禁，指打喷嚏、咳嗽、直立或行走等腹内压增高时尿液不随意流出，由尿道周围的肌肉松弛引起，以成年妇女、绝经期后和多产妇女常见。据统计，目前全球已超过千万妇女患尿失禁，患病率为 10% ~60% ，其中压力性尿失禁患者占约 50% 。

（1）预防中老年漏尿：选关元、气海、中极、命门、膀胱俞、三焦俞、神阙。

（2）操作方法：腹部穴位可自行进行施灸，平躺在通风的床或沙发等地，每次选取 1~3 个穴位，拿艾条在上述穴位进行施灸，艾条距皮肤 0.5~1.0 厘米，施灸过程中根据自己的感觉调整施灸距离，以达到透灸效果，每个穴位 10~15 分钟；也可购买腰腹部艾灸箱，让家人协助施灸，将一根艾条（20 厘米长）平均分为 6 段，点燃后，2 排 3 列均匀置于艾灸箱中，将艾灸箱放于少腹部穴位所在部位进行施灸，施灸约 60 分钟，每天 1 次，5 天为 1 个疗程。施灸过程中，患者感觉全身发热，少腹透灸过程中，患者可感热感向深部透达，部分向下肢传导；透灸腰部时，可觉热感向少腹部透达，取下灸箱时，患者局部皮肤可有潮红、汗出。

（3）特别提醒：功能锻炼对本病的康复具有积极作用，患者透灸预防的同时应进行提肛（盆底肌）训练，目前训练方法无统一的标准。可参照以下方法实施：提肛运动（收缩盆底肌），收缩 3~6 秒，松弛休息 3~6 秒，反复 10~15 次，每天训练 5~10 次。漏尿严重影响生活质量，给日常出行等带来烦恼。在透灸预防过程中，大家要树立信心，同时应注重未病先防，没有患病的女性朋友，从中年开始，**要预防**

性地进行提肛功能训练。对漏尿频发的患者,应及时到医院就诊。

12. 透灸怎样来预防焦虑症

焦虑症指情绪在没有明显诱因的情况下,经常出现与现实情况不符的过分担心、紧张害怕,这种紧张害怕常常没有明确的对象和内容。感觉自己一直处于一种紧张不安、提心吊胆、恐惧、害怕、忧虑的内心体验中。

(1)预防焦虑:选百会、四神聪。

(2)操作方法:选用一根三年陈艾,将艾条一端点燃,以一手的食、中二指分开百会处的头发,另一手拿艾条对准百会施灸,开始时保持适当距离,以有温热感为度,待患者对热量耐受时再逐步移近,以患者不感觉发烫的距离为宜,时刻询问患者热量是否向深层渗透,灸15分钟时,患者可感觉头皮温热,灸35分钟时,患者诉热感逐步从头皮向内渗透,灸1小时后,整个头部发热,且有热感向其他部位传导。透灸四神聪时方法同百会,但灸感没有百会穴明显,可随时询问患者,以其耐受为度,适当地延长透灸时间。

(3)特别提醒:焦虑是人的一种本能情绪,当我们处于心理压力状态,受到刺激时,我们就会出现焦虑情绪。正常的焦虑情绪能够帮助我们面对突发的事件,但是长期的焦虑情绪却会影响我们的心理健康。透灸法可有效地预防焦虑,改善人们的生活状态。百会、四神聪可醒脑开窍、缓解情绪,在未发生焦虑时即可使用此方法调节情绪,减少焦虑的发生。

13. 如何用透灸来预防抑郁症

抑郁症的主要表现为情绪低落、兴趣减低、悲观、思维迟缓、缺乏主动性、自责自罪、饮食睡眠差,担心自己患有各种疾病,感到全身多处不适,严重者可出现自杀念头和行为。

(1)预防抑郁:选百会、风池。

(2)操作方法:透灸预防抑郁症时,所采用的透灸方法较为简便。

对于百会的透灸,可刚开始离穴位稍远一些,随着热量的渗透,再逐渐靠近,使温热感传导致整个头部。透灸风池在预防此病时,作用相当重要,操作也应规范准确。除了掌握透灸距离以外,由于风池穴位置比较特殊,不可过度施灸,时间在 40 分钟左右,以风池穴处皮肤发红、汗出为度。两个穴位交替使用,注意掌握施灸的距离和时间。

（3）特别提醒:透灸在预防抑郁症等精神疾患时有其独特的作用,百会穴为"三阳五会",可开窍醒脑;风池穴具有益气的作用。施灸在上述穴位,艾条的温热作用可散发至整个头部,顿时头脑清醒,情绪可随之调整,从而改善患者的精神状态,另有抑郁先兆者在工作和生活中应调整自己的心态,防止加重症状。

14. 透灸如何预防生理性耳鸣

生理性耳鸣主要表现为无相应的外界声源或电刺激,而主观上在耳内或颅内有声音感觉。耳鸣的出现有时为持续性的,有时为间歇性的,轻时不易引起人们的重视,严重时则扰人不宁。

（1）预防耳鸣:选耳门、听宫、听会、翳风。

（2）操作方法:耳周的这几个穴位,位置比较集中,在操作时也较头部穴位更为简便。耳门、听宫、听会,三穴位于耳前,在施灸时可将艾条点燃后,逐步靠近耳前,灸 10 分钟时,即可感觉到温热感,之后随着热量的积累,患者会感觉到耳部由外而内的舒适感,以患者的耐受为度,时间可控制在 1 小时左右。翳风位于耳后,感觉也较为敏感,透灸的时间可有所减少,大致 45 分钟即可达到透灸的作用,患者可感觉到耳部的温热感传导。上述穴位的操作需注意安全,避开耳道,以免发生意外。

（3）特别提醒:易出现耳鸣者往往对耳鸣产生恐惧和焦虑,影响其情绪、听力、睡眠和注意力。耳门、听宫、听会是治疗耳部疾患的要穴,配伍翳风可同时消除耳周不适。透灸法治疗和预防耳鸣具有很大的优势,其温热作用,可透达耳组织内部,有效地缓解预防耳鸣,同时对于听力较差者,也能起到一定的作用,可延缓听力下降,长期使用,可提高听力。

15. 透灸能美容养颜吗

美容养颜是指使自己保持美丽青春的状态。分为美容与养颜两个阶段。美容:使容貌美丽的一门艺术。即通过各种方式使人美丽,尤其表现在皮肤方面。养颜:即保养容颜的意思,使之维持在一种状态,注重的是"养"。美容与养颜是密不可分的。只有注重后天的保养才能拥有健康完美的肌肤,从而真正达到容光焕发。然而,生活中有很多女士只注意外在的美容与保养,却忽视了内在的调理。目前许多美容方法是以牺牲人的整体健康来换取局部的短暂美容效果,并不能长期保持一个人的美丽容颜,反而使人对某种东西产生依赖性。这些方法并不可取。

(1)美容养颜:选足三里、血海、气海。

(2)操作方法:采用舒适体位,将小腿及膝盖部、下腹部皮肤暴露。足三里位于小腿外侧,在施灸时,操作者坐在患者一侧,一手持点燃的艾条对穴位进行施灸,观察皮肤局部的颜色改变以调节距离,避免烫伤皮肤。足三里的灸感较强,随着时间的延长,能明显感觉到灸感从穴位处沿小腿外侧往下传。可施灸40分钟到1小时,起到有效的保健作用,对侧足三里按同法施灸。血海位于膝盖的内上方,其操作同足三里,施灸时间可因人而异,大约50分钟。气海位于下腹部,施灸过程中,或可出现便意,属正常灸感,操作者可根据具体反应,掌握施灸的距离和时间。三个穴位的效果都比较明显,可交替取穴。

(3)特别提醒:要想获得好的皮肤并不一定非要到美容院,一些从古代流传至今的美容秘方和方法才是最天然、最有效、最健康的美容之道。透灸法通过穴位的温热作用,从根本上调节身体,从而使美由内而外的散发。足三里是人体保健非常重要的穴位,可调理脾胃,使营养更容易吸收。气海、血海调理全身的气血,从而使脸色白里透红。透灸法简单易行,在家里操作即可使自己更加美丽动人。

16. 透灸怎样延缓生理性衰老

生理性衰老,是指机体各器官功能普遍的、逐渐降低的过程,是一种自然规律。但是,人们采用良好的生活习惯和保健措施,就可以有效地延缓衰老,提高生活质量。中医理论认为,人体的生长、发育、衰老与脏腑功能和经络气血的盛衰关系密切。当机体气血不足、经络之气运行不畅、脏腑功能减退、阴阳失去平衡,均会导致和加快衰老,表现为精神不振、健忘、形寒肢冷、纳差少眠、腰膝无力、发脱齿摇、气短乏力,甚则面容衰老等。千百年来,人们一直在探索健康长寿的奥秘,充满对青春长驻、延年益寿的向往。

(1)延缓衰老:选关元、气海、足三里。

(2)操作方法:用艾条透灸法,气海、关元两穴位于下腹部,距离较近,操作时可兼顾两穴同时施灸,施灸时保持适当距离,以有温热感为度,两穴的灸感可向下传或向小腹部深层渗透,施灸时间40分钟左右,临床可根据反应,适当地延长或缩短时间。灸后,可见下腹部皮肤潮红、汗出,即达到了透灸的目的。足三里在保健方面的作用明显,其操作既简便又有效,操作时注意避免烫伤皮肤即可,施灸时间在1小时左右。坚持透灸这三个穴位,能达到延缓衰老的目的。

(3)特别提醒:祖国医学在养生保健方面具有巨大的优势,艾灸以其无痛、无副作用,深受人们的喜欢。透灸以其热力的持续性、疗效的肯定性,更具优势。在家中简简单单地操作,即可延缓衰老。所选取穴位为补肾益气、调理脾胃的穴位,可调整机体的状态。需注意安全,远离易燃物品。保健要持续,效果才会更明显。坚持3个月,身体即可渐渐出现变化。

17. 预防慢性疲劳也可使用透灸吗

慢性疲劳具体定义是长时间(连续6个月以上)原因不明的疲劳感觉或身体不适。其症状包括焦虑、抑郁、烦躁及情绪不稳、睡眠中断、对光及热敏感、暂时失去记忆力、无法集中注意力、头痛、痉挛、肌肉与关节痛。这些症状与感冒及其他病毒感染相似,因此容易误判。

(1)预防慢性疲劳:选心俞、脾俞、肾俞。

(2)操作方法:患者取俯卧位,操作者将一根艾条平均分成6段,一端点燃,2排3列均匀置于艾灸箱中,将艾灸箱放于背部施灸,艾灸箱上部留约0.5厘米的缝隙,以使灸条能够充分燃烧。在艾灸箱上盖滤烟布以防止艾烟冒出并积聚热量,灸至皮肤潮红、汗出(40分钟左右),且热感向深处透达至胸腹部。透灸结束后即可感觉浑身轻松舒服,可平时保健使用,防止出现疲劳症状。

(3)特别提醒:慢性疲劳在生活中很常见,但却容易被忽略。疲劳大多因为气血虚,五脏功能失调引起。选取背俞穴,可从根本上调节脏腑功能、补益气血、缓解疲劳。透灸法有效地利用艾灸的作用,渗透入穴位,简单易做。

18. 肥胖可巧用透灸来预防吗

肥胖的表现和肥胖的程度相关,多有进食过多和(或)运动不足的病史,或有肥胖家族史。预防肥胖者应减少热量摄入,增加热量消耗。强调将行为、饮食、运动三者结合,控制总进食量,采用低热量、低脂肪饮食。肥胖患者每日摄入的能量应低于生理需要量,达到一定程度的负平衡。长期坚持,可以预防肥胖或使肥胖患者体重减轻。至于活动量或运动量则应因人而异,采取循序渐进的方式。活动或运动方式应以简单易行为主。

(1)预防肥胖:选丰隆、带脉。

(2)操作方法:丰隆位于小腿外侧,其透灸方法同足三里,保持一定的施灸距离,待有温热感后,逐渐靠近,丰隆的灸感较强,可沿施灸处向下传导至脚面,施灸时间大约50分钟,操作时温度以患者耐受为度,不可盲目施灸,造成伤疤,影响美观。带脉位于腰腹部,操作时患者平躺或者侧躺,使局部皮肤放松。施灸过程中询问患者是否出现温热、渗透、传感等灸感,以调整施灸时艾条距皮肤的距离或施灸的时间,达到透灸的效果。

(3)特别提醒:减肥已成为大家热议的话题,节食是其中的一种办法,但不可因为过度节食而出现厌食症的情况。中医减肥的方法有很多,针灸作为其中最安全有效的方法被广泛推广。丰隆可祛痰化湿,是减肥的重要穴位;带脉可有效消除脂肪;足三里调节脾胃、促进消化。透灸更加直接有效地促进穴位,减少脂肪堆积。在透灸的同时,要注意锻炼身体,劳逸结合,多方面配合,才能更加有效。

19. 透灸怎样预防虚脱

　　虚脱的表现为恶心、头晕、面色苍白、呼吸表浅、全身出冷汗、肌肉松弛、周身无力,往往突然瘫倒在地。在浴室洗澡时出汗过多"晕堂"也是虚脱。当有大量吐泻、失血和某些不幸因素的强烈刺激时,都会导致心脏和血管的急性功能障碍而引起暂时性虚脱。发现虚脱,应立即安置患者平卧休息。给予温热茶水或糖水饮用,并用手指掐压人中、内关、合谷等穴位。对"晕堂"者,应马上使其离开澡堂,擦干汗水,到更衣室平卧,采取头低足高位休息片刻,经过上述处理,一般很快即可恢复。

　　(1)预防虚脱:选百会、气海、关元。

　　(2)操作方法:百会用艾条透灸,施灸时,使火源离皮肤的距离稍远,以百会处微微发热为度,灸感可向深层渗透,施灸时间1小时左右。气海、关元为预防虚脱的效穴,施灸时随着时间的增加患者可感整个腹部温热,全身轻松,甚是舒服。施灸时注意艾条距皮肤的距离,不能因为舒服而距皮肤过近,以免烫伤。虚脱具有较大的危害性,有这种情况的朋友,在日常生活中,坚持使用上述穴位透灸,可有效预防虚脱。

　　(3)特别提醒:透灸在预防虚脱时有其独特的作用,百会为"三阳五会",可提升阳气、开窍醒脑;气海、关元可用于培补元气,提高自身机体的调节能力,预防虚脱的发生。虚脱大多因为体质较弱,平时要补气血。透灸以其简便优势,可持续使用,提高抗病能力。同时强调需注意安全,正确操作。

20. 透灸如何预防腰酸

腰酸指腰部酸楚不适。临床以肾虚较为常见。腰酸的日常预防:①保持良好的生活习惯,防止腰部受凉,防止过度劳累。②站或坐的姿势要正确,脊柱不正,会造成椎间盘受力不均匀,是造成椎间盘突出的潜伏根源。正确的姿势应该"站如松,坐如钟",胸部挺起,腰部平直。同一姿势不应保持太久,适当进行原地活动或腰背部活动,可以解除腰背肌肉疲劳。③锻炼时压腿弯腰的幅度不要太大,否则不但达不到预期目的,还会造成进一步损伤。④提重物时不要弯腰,应该先蹲下拿到重物,然后慢慢起身,尽量做到不弯腰。

(1)预防腰酸:选肾俞、大肠俞。

(2)操作方法:肾俞、大肠俞均在腰部,采用艾箱透灸法,同时对上述穴位施灸,艾灸箱透灸法操作方便,热量充足,效果更明显。患者取俯卧位,操作者将一根艾条平均分成 6 段,2 排 3 列均匀地放在艾灸箱中,然后将艾灸箱放于腰部施灸,艾灸箱上部留约 0.5 厘米的缝隙,以使灸条能够充分燃烧。由于腰部的面积较大,在放置艾灸箱后需盖布以积聚热量。在具体操作中,可根据烟雾的滤出量,决定盖布的层数,以艾灸箱顶部冒出柔和、白色烟雾为度。

(3)特别提醒:传统医学使用灸法治疗腰酸取得较好的治疗效果,透灸一方面调节气血运行,使瘀血自除、经脉自通;另一方面又能调节脏腑、经络、气血,使之归于平衡。腰酸主要是肾虚引起,对腰骶部进行施灸,肾俞、大肠俞等穴位可起到强腰补肾的作用,对人体保健起重要作用。在使用艾灸箱操作时,需注意安全,将 6 段艾条均匀放置于艾箱中,且艾灸箱上一定要盖上滤烟布以防止热量流散。

21. 关节痛如何应用透灸来预防

关节痛属于关节软组织的自然损伤和老化现象。经常参加体育锻炼,如做保健体操、练气功、太极拳、做广播体操、散步等,大有好处。凡坚持体育锻炼的人,身体就强壮,抗病能力就强,其抗御风寒湿邪侵袭的能力比一般没经过体育锻炼者强得多。春季正是万物萌发之际,也是关节痛的好发季节,所以,要防止受寒、淋雨和受风,关节处要注意保暖,不穿湿衣、湿鞋、湿袜等。夏季暑热,不要贪凉受风,暴饮冷饮等。秋季气候干燥,但秋风送爽,天气转凉,要防止受风寒侵袭。冬季寒风刺骨,注意保暖是最重要的。

(1)预防关节痛:选阿是穴。

(2)操作方法:阿是穴指的是疼痛点,不同部位关节疼痛选用的阿是穴不同。可采用艾条灸和艾箱灸两种方法,小面积疼痛时,艾条灸较为方便。在操作时,施灸者将艾条一端点燃,拿艾条对准阿是穴施灸,以患者不感觉发烫的距离为宜,以患者的灸感为透灸时间的标准,大约50分钟。大面积关节疼痛时,艾箱灸非常适用。将疼痛关节部位置于艾灸箱下,大关节处可选用6段(一根艾条平均分为6段)艾条,小关节可选用5段艾条,过程中感到温热感充足为度,灸后若出现红白相间的花斑,就说明此处因气血不通而造成了疼痛,若不明显,在日常生活中注意保暖,天冷之前采用透灸法预防可有效地减少关节痛的发生。

(3)特别提醒:关节痛在日常很常见,在医院检查往往查不到原因,中医对关节痛研究比较深入,而透灸在关节病方面,优势更为突出。关节痛大多因为感受风寒,长期闭阻经络,气血不通而痛。阿是穴即疼点,能够有效地缓解疼痛。局部取穴,效果明显。透灸的温热作用,直接作用于局部,结束即感关节部舒服且疼痛减轻。冬天为关节痛易发的季节,可在秋季使用透灸法,预防关节痛。对于天气变化出现的疼痛,可在平时使用透灸法,长期使用,即可从根本上预防疼痛。

透灸治病

1. 如何用透灸治疗眩晕

眩是眼花，晕是头晕，轻者闭目平卧休息片刻即安；重者如坐舟车，旋转起伏不定，以致站立不稳。现代医学认为眩晕是平衡感觉障碍，分真性眩晕和一般性眩晕。真性眩晕是由前庭神经或内耳迷路所引起的自觉旋转或周围景物旋转的感觉。一般性眩晕是指由高血压、脑动脉硬化或中毒等引起的头晕或轻微的站立不稳。

（1）治疗方法：治疗时患者取仰卧位，充分暴露头颈部针灸部位，以透灸法为主，可以配合针刺。主要选取局部腧穴，如百会、四神聪、风池、头维、悬钟等；气血虚弱者加气海、足三里补益气血；肝阳上亢者加肝俞、太冲平肝潜阳；痰浊上扰者加中脘、丰隆祛痰化浊；肾阴不足者加肾俞、太溪滋阴补肾。

施灸时，将艾条一端点燃，施灸过程中，施术者以一手的食、中二指分开百会穴处的头发（防止烧到头发），另一手拿艾条对准百会施灸，开始时保持适当的距离，以有温热感为宜，待患者对热量耐受时再逐步移近，以患者不感觉发烫的距离为宜，时刻询问患者热量是否向深层渗透。灸15分钟时，患者感觉头皮温热，灸35分钟时，患者诉热感逐步从头皮向内渗透，灸1小时后，患者诉整个头部发热，且有热感向其他部位传导。透灸风池时使患者自觉温热感由皮肤向组织深部传导，当风池处皮肤发红汗出为止；透灸头维时，患者有温热感沿经脉向百会传导的现象，或有局部发胀感；透灸四神聪，要求热力向深层组织渗透，局部有舒适感或酸胀感，并向四周传导等灸感；

悬钟针刺 16～25 毫米,留针 40 分钟。

(2)验案举例:

　　胡某,男,44 岁,2009 年 12 月 10 日来诊。主诉:头晕伴耳聋、耳鸣 2 年余,加重 1 个月。现病史:2 年前患者出现眩晕,不能站立,伴恶心、呕吐、四肢酸困无力、耳鸣、听力下降。经当地医院检查诊为梅尼埃病,经治疗,症状有所缓解。1 个月前又复发,再用原法治疗不效,遂到某大医院就诊。颈部经颅多普勒(TCD)显示轻微脑供血不足,脑电子计算机断层扫描(CT)、磁共振成像(MRI)检查未见异常。服中药短期有效,之后又反复发作,伴有耳鸣、耳聋,症状愈来愈重,遂来就诊。刻诊:眩晕,头重昏蒙,不能行走,四肢酸困发软,伴恶心、呕吐、出汗、耳聋耳鸣、面色发白,舌苔白腻,脉濡滑。

　　西医诊断:梅尼埃病;中医诊断:眩晕(痰浊上扰型)。

　　治则:通经络、行气血、益脑髓、醒神智。

　　取穴:百会、头维、悬钟、丰隆。

　　操作方法:用消毒棉球蘸 75% 乙醇局部消毒,选用直径 0.3毫米的毫针,丰隆直刺 35～40 毫米,悬钟直刺 16～30 毫米,百会、头维各向后平刺 15 毫米,留针 40 分钟。透灸百会和头维,以一手的食、中二指分开百会处的头发,另一手拿艾条灸百会,开始以有温热感为宜,待患者对热量耐受时,再逐渐加大灸量,不断询问患者热量是否热、烫,是否向深层渗透,头维同法施灸。每天 1次,5 天为 1 个疗程。第 3 天,患者眩晕症状明显缓解,恶心、呕吐、耳鸣等症状减轻,又灸 4 次,患者已无眩晕症状,恶心、呕吐、耳聋耳鸣、四肢酸困无力、头痛等症也随之消除。3 个月后随访,未再复发。

　　(3)特别提醒:①患者避免精神紧张,情志抑郁,避免过度疲劳,避免焦虑、抑郁等异常的精神状态。②日常生活规律,并注意饮食禁忌,清淡饮食,忌辛辣刺激、生冷食物,避免饮用含乙醇的饮料、咖啡、茶叶等,避免剧烈运动,避风寒。③维持规律的作息习惯,减少压力。④在医生的指导下用药,避免滥用抗生素等药物。

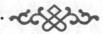

2. 如何用透灸治疗颈椎病

颈椎病是指颈椎间盘退化、颈椎骨质增生等改变,刺激或压迫颈部神经、脊髓、血管而产生的一系列症状和体征,又称颈椎综合征。本病是中老年人的常见病、多发病,近年来,又有年轻化的趋势。临床分为颈型颈椎病、神经根型颈椎病、脊髓型颈椎病、椎动脉型颈椎病、交感神经型颈椎病、混合型颈椎病六种。

(1)治疗方法:颈椎病的治疗以舒筋骨、通经络为主,主要选取局部阿是穴及手足太阳经穴,如天柱、后溪、申脉、悬钟等,治疗以针刺配合透灸。

治疗时患者取俯卧位,充分暴露颈部及肩部。取风府、风池、天柱、大椎、颈肩部阿是穴,如风寒痹阻配风门、肺俞;劳伤血瘀配膈俞、合谷;肝肾亏虚配肝俞、肾俞;手指麻木配少海、手三里;头晕头痛配百会、太阳。

颈部阿是穴、风府、风池、大椎、天柱等穴根据患者肌肉厚薄刺35~50毫米,得气后用泻法或平补平泻法。将一根艾条平均分成6段,点燃后均匀放入艾灸箱中,将艾灸箱放置在患部,盖上盖子,艾灸箱上加盖滤烟布。当艾条燃尽,患者感觉不热时,取下艾灸箱,并取针。每天治疗1次。

(2)验案举例:

梅某,56岁,工人,2013年6月25日来诊。主诉:右侧颈肩部疼痛伴手麻2年,加重半年。现病史:2年前,患者无明显原因出现颈部不适,偶有肩部疼痛,手指发麻,于当地社区门诊间断做推拿、牵引等治疗,症状减轻,但病情反复。近半年来,上诉症状加重,遂来就诊。刻诊:颈部僵硬,右肩背部疼痛,不能平卧,右手拇指、食指麻木,纳可,眠差,二便调。CT、MRI 示:颈椎生理曲度变直,颈$_{5\sim6}$椎间盘突出,颈$_{4\sim5}$、颈$_{3\sim4}$椎间盘膨出,颈椎骨质退行性变。

西医诊断:脊髓型颈椎病;中医诊断:颈痹(劳伤血瘀型)。

治则:舒筋骨,通经络。

取穴:颈肩部阿是穴、天柱、风府、风池、大椎、膈俞、后溪、合谷、少海。

操作方法:用75%的乙醇棉球局部消毒,选用直径为0.3毫米的毫针,颈肩部阿是穴、天柱各直刺15～25毫米,膈俞向脊柱方向斜刺15毫米,后溪、合谷、少海各直刺25毫米。同时透灸颈肩部阿是穴40分钟。

透灸结束以后,肩背部刺络放血,用75%的乙醇棉球在颈肩部阿是穴消毒,用三棱针散刺3～5次,迅速拔上火罐,留罐10分钟,拔出瘀血。起罐后,用75%的乙醇棉球清理血迹。连续治疗4天后,患者肩背部疼痛减轻,手指麻木减轻。

2013年7月1日复诊,治疗1周后,患者自诉颈部僵硬消失,肩背部疼痛减轻,但仍疼痛,拇指麻木消失,食指仍有麻木。上法继续施治5天,除食指略有麻木外,余症消失。3个月后随访,未再复发。

(3)特别提醒:颈椎病是临床常见病,与年龄、坐姿不当、长时间使用电脑、颈部肌肉疲劳、天气寒冷等多种因素有关,病位在筋肉而不在骨。针灸具有疏通经脉、气血的作用,能改善颈部肌群的血液循环,使颈部肌群得以濡养,恢复肌肉的弹性,有效调节颈部肌肉的紧张度。

3. 如何用透灸治疗腰椎间盘突出症

腰椎间盘突出症是指腰椎间盘退行性变,纤维环破裂、髓核突出压迫硬膜囊或脊神经根所出现的腰腿综合征,是临床常见病和多发病。其主要症状为腰腿痛,可伴有患侧下肢放射痛或感觉障碍,活动受限。疼痛性质一般为钝痛、刺痛或放射痛。多发生于 20 ~ 40 岁,男性多于女性,尤以壮年男性体力劳动者多见。属于中医学"腰腿痛""痹症"的范畴。

（1）治疗方法:腰椎间盘突出症的治疗以疏通经络、运行气血为主,选穴多取局部腧穴,肾俞、命门、大肠俞、阿是穴,治疗方法为针灸,配合刺络放血。

治疗时患者取俯卧位,取肾俞、命门、大肠俞、阿是穴。

针刺:针刺穴位常规消毒后,选用直径为 0.3 毫米的毫针,肾俞、命门各直刺 30 毫米,大肠俞、阿是穴各直刺 30 ~ 40 毫米,以得气为度。

透灸法:针刺的同时将 6 段长 3 厘米的艾条一端点燃后,均匀放入艾灸箱内,将艾灸箱放在腰部针刺部位,盖好封盖,并留有缝隙,以使空气流通艾条充分燃烧。在艾灸箱外周覆盖滤烟布,以使烟雾不能直接逸出,使热量积聚于箱内。封盖和滤烟布用于调节火力、温度大小。一般而言,移开封盖使缝隙增大或减少滤烟布层数,可使火力增大、温度升高;关闭封盖或增加滤烟布可使火力变小、温度降低。施灸过程中根据患者描述的温度高低,灵活调节盖板及滤烟布,以患者自觉温热而无灼痛为宜。待艾条燃尽,自觉无温热感时,将艾灸箱取下,将针拔出即可。

施灸时,要熟练掌握透灸的技术要领,若仅皮表有热感,往往达不到治疗目的。正如《医宗金鉴·刺灸心法要诀》中说:"凡灸诸病,火足气到,始能求愈。"一般要求施灸 10 分钟就能使患者感到温热,进而达到舒适,并将舒适温度期(约 43℃)维持在 20 分钟。患者在整个施灸过程中,首先感觉到局部的温热舒适,进而随着舒适期的维持,出现灸感向背部、臀部,甚至下肢部透达,并向腹部深部组织渗透。在施灸的过程中,局部可出现肌肉的跳动、瞤动,或局部有舒适感、胀痛感、沉重感、痒感,甚至全身汗出等。灸后局部出现均匀的潮红、汗出或花斑。

若患者腰部有寒湿史,天气变化或阴雨风冷时加重,拘挛俯仰困难的,可加腰阳关;若腰部有劳伤或陈旧伤史,劳累、晨起、久坐加重,腰部两侧肌肉触之有僵硬感,痛处固定不移的,可加膈俞,也可配合委中刺络放血;若腰部疼痛,重着而热,暑湿阴雨天气疼痛加重,活动后减轻,身体困重者,可只针不灸,配合中药,化湿健脾。

（2）验案举例:

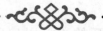

　　贾某,女,48 岁,教师,2013 年 3 月 26 日来诊。主诉:腰痛伴左腿放射痛 5 天,加重 2 天。现病史:患者 1 周前出现腰痛,休息后,未经处理,2 天前打扫卫生后,腿痛加重,遂来就诊。刻诊:腰痛较轻,右腿疼痛明显,不能着地,稍用力则疼痛剧烈,遇冷疼痛加剧,来诊前夜间疼痛无法入睡,纳可,二便调。舌暗,苔薄白,脉沉细。查体:腰$_{4\sim5}$、腰$_5\sim$骶$_1$ 椎间盘压痛,直腿抬高试验阳性,仰卧挺腹试验阳性。X 线示:腰椎椎体缘不同程度增生,部分椎体上下缘骨质硬化,腰$_5\sim$骶$_1$ 椎间隙变窄。CT 示:椎体边缘骨质增生硬化,腰$_5\sim$骶$_1$ 椎间盘向四周膨出,向右后轻度突出,腰$_5\sim$骶$_1$ 椎间盘向四周膨出,硬膜囊受压。

　　西医诊断:腰椎间盘突出症;中医诊断:痹症(风寒痹阻)。
　　治则:温通经络,祛寒除湿。
　　取穴:肾俞、命门、腰阳关、大肠俞、阿是穴。
　　操作方法:在针刺的腧穴皮肤上常规消毒,选择直径为 0.3毫米的毫针,肾俞、命门各直刺 25 毫米,腰阳关、大肠俞、阿是穴各直刺 35 毫米,以得气为度,同时配合透灸法施灸。

　　透灸结束,将针取出后,在腰部局部拔罐,留罐 10 分钟。起罐后,罐斑呈暗紫色,治疗 5 次后,患者自述腰腿痛症状明显减轻。继续治疗 10 次,腰腿痛诸证皆除。3 个月后随访,未见复发。

（3）特别提醒:治疗期间,患者应卧硬板床休息,注意腰部保暖,避免剧烈活动。另外,由其他原因引起的腰痛,要及早治疗原发病。

4. 如何用透灸治疗脑梗死

　　脑梗死是指由于脑部血液供应障碍,缺血、缺氧引起的局限性脑组织缺血性坏死或脑软化,以猝然昏仆、不省人事,伴口角㖞斜、语言不利、半身不遂,或不经昏仆仅以口㖞、半身不遂为主症的一种疾病。因其起病急骤,变化迅速,与自然界之风性善行、数变特性相似,中医称为"中风",又称"卒中",是中老年人的常见病、多发病,近些年来,本病又有年轻化的趋势。

(1)治疗方法:脑梗死的治疗以启闭开窍、镇肝熄风、理气化瘀为主。取穴选头部及患侧的阳明经穴,百会、肩髃、合谷、环跳、足三里、解溪等,头部穴位以透灸为主,上、下四肢穴位可用针刺或透灸。如口角㖞斜配地仓、颊车;闭证配水沟、十宣;脱证配关元、神阙(隔盐灸)。

针刺:治疗时患者取仰卧位,用直径为0.3毫米的毫针,百会向后平刺15毫米,肩髃向肩关节斜刺40毫米,足三里直刺40毫米,合谷、解溪各直刺25毫米,环跳穴直刺50毫米,余穴常规针刺。以患者有酸、麻、胀、痛感为度,针刺得气后用泻法或者平补平泻法。

透灸法:以艾条透灸法灸百会,施灸时,患者仰卧,术者以一手的食、中二指分开百会处的头发(防止烧到头发),另一手拿艾条对准百会施灸,开始时保持适当距离,以有温热感为宜,待患者对热量耐受时再逐步移近,距离以患者不感觉发烫为宜,随时询问患者热量是否合适。第一阶段(15分钟)时,以患者感觉头皮温热为主;第二阶段(35分钟)时,以患者有热感从头皮向内渗透为主,第三阶段(灸至1小时),要求患者整个头部发热,或有血液的流动感。

(2)验案举例:

张某,女,77岁,三门峡市人。2011年3月10日来诊。主诉:语言不利10年。现病史:患者10年前无明显诱因突然昏仆,小便失禁,口齿不清,后由家属送至当地医院,头颅CT诊断为左侧基底节区脑出血,入院诊断为脑梗死。因送诊及时,康复后无明显口眼㖞斜及肢体障碍,仅有反应迟钝、口齿不清。之后每年入院1次做巩固治疗,未见反复。3个月前发现双手手指灵敏度异常,偶感头晕不适,遂去某医院入院治疗,于 2013 年 10 月 5 日转入本院。刻诊:患者神志清,精神差,口齿不清,语言不利,神疲食少,偶见头晕,右手握力下降,腰腹部有下坠感,面色少华。舌淡苔滑,脉弦细。

西医诊断:脑梗死;中医诊断:中风失语(风痰瘀阻型)。

治则:搜风化痰,行瘀通络,开窍解语。

取穴:百会、风池。

操作方法:患者俯卧,术者以一手的食、中二指分开百会处的头发,另一手拿艾条对准百会施灸,开始时保持适当距离,以有温热感为宜,当对热量耐受时再逐渐移近距离,以患者不觉发烫为宜。灸 15 分钟,加大灸量,患者诉热感从头皮向内渗透,灸 35 分钟,患者整个头部感觉发热。以同样方法透灸风池。每天透灸 1 次,经 1 个月治疗后,患者精神状态转好,语言略转清楚,头晕消失。治疗 2 个月后,患者精神状态佳,发音清晰有力,病情明显好转。

(3)特别提醒:①清淡饮食,忌辛辣刺激、生冷食物,避免饮用含乙醇的饮料、咖啡、茶叶等。②避免精神紧张,情志抑郁,避免过度疲劳,避免焦虑、抑郁等异常的精神状态。③维持规律的作息习惯,避免剧烈运动,避风寒。④应在医生的指导下用药,避免滥用抗生素等药物。

5. 如何用透灸治疗头痛

头痛是临床常见的症状,通常将局限于头颅上半部,包括眉弓、耳轮上缘和枕外隆突连线以上部位的疼痛统称头痛。疼痛的性质多为昏痛、隐痛、胀痛、跳痛、刺痛或头痛如裂,常见于青年、中年和老年,一般分为原发性头痛和继发性头痛两种。中医学称之为"头风",有外感头痛和内伤头痛两类。

外感头痛,一般发病较急,头痛连及项背,若兼见恶风畏寒者为外感风寒型头痛；兼见发热、口渴欲饮者为外感风热型头痛；兼见肢体困倦者为外感风湿型头痛；内伤头痛，一般发病较缓。若兼见面红目赤、耳鸣如蝉者为肝阳上亢型头痛；兼见胸闷脘胀、恶心食少者为痰浊上蒙型头痛；兼见痛处固定、痛如锥刺者为瘀阻脑络型头痛；兼见神疲乏力、面色㿠白者为气血亏虚型头痛；兼见视物模糊、腰酸腿软者为肝肾阴虚型头痛。

（1）治疗方法：头痛的治疗以疏通经络、调和气血为主，局部选穴以百会、风池、阿是穴为主，用透灸法治疗，可以配合针刺、刺络拔罐放血法。

透灸法：施灸时，将艾条一端点燃，距施灸皮肤约2厘米（尽可能靠近皮肤）。施灸过程中，施术者可将手指置于施灸部位两侧，测知患者局部受热的程度，以随时调节施灸距离，每次灸3～5穴，以皮肤潮红出现灼痛为度，时间30～50分钟。

透灸百会时，选取艾条温和灸，使患者自觉温热感随着灸量的增加而增加，由百会向双目部、后项部传导，出现百会处灼痛为止。透灸风池，使患者首先自觉温热感随着灸量的增加而增大，热力向颅内传导或沿后项部向头顶、颈肩部传导，有些患者甚至会有眼部湿润、发胀等感觉。阿是穴可根据不同的位置选取不同的灸法，以温和灸为主，灸至患者局部有舒适、酸胀感，或向四周传导等得气感为止。

若患者伴有颈、项、肩背感觉僵硬不适，怕风怕冷等多为外感风寒型头痛，可加灸风门，灸至热感向颅内传导，甚至感觉全头具有温热感为止；若患者伴有眩晕，症状时轻时重，有时感觉眼睛视物模糊不清，手心、脚心发热，口中发干，腰部酸困或腿软无力，多为肝肾阴虚型头痛，可加肝俞、肾俞，用艾灸箱施灸，灸至局部皮肤均匀潮红、汗出为度。

艾灸在疾病发作时具有缓解症状的作用，这与艾灸能够调节血管舒缩功能，促进机体镇痛物质的释放有关。对头痛反复发作，迁延难愈的患者，艾灸在缓解期的治疗亦尤为重要，其可在整体上调节机体阴阳气血的平衡，从而达到治疗的作用，对于头痛的康复具有重要意义。艾灸治疗原发性头痛，一般选取局部腧穴，如百会、风池和阿是穴透灸。但施灸过程中不以时间为标准,以灸后患者的感觉和机体的反应为标准,这种方法热力可以透过深部组织,无痛苦,疗效好。

对于继发性头痛应着重治疗其原发病,有些头痛是某些疾病加重的早期症状,如颅脑炎症、高血压脑病、颅脑出血等,若患者除头痛外,还伴有恶心、呕吐、视力减退、肢体运动或感觉障碍等,应做必要的检查,如眼底检查、头颅 X 线摄片、脑血管造影、脑室造影、电子计算机断层扫描等,以便明确诊断,治疗原发病,采取有效的综合治疗措施。

(2)验案举例:

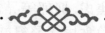

　　王某,男,30 岁,司机,2011 年 7 月 3 日来诊。主诉:头痛伴左侧颈肩部不适 3 年,加重半个月。现病史:3 年前患者头部外伤治愈后偶见头痛及左侧颈肩部疼痛不适,遂到某医院就诊,诊断为头痛。经推拿、牵引等物理治疗,症状减轻,此后每因受风寒病情加重,缠绵不愈。近半个月来头痛症状加重,遂来就诊。刻诊:患者全头沉闷胀痛,以枕部及巅顶部为著,偶有头晕,遇风寒头痛症状加重,颈项强,纳可,夜寐安,二便调。舌质紫暗,苔薄白,有轻微齿痕,脉弦细。查体:枕部及巅顶部皮肤触痛明显,左侧枕部有一长约 5 厘米的刀疤。

　　诊断:头痛(瘀阻脑络型)。

　　治则:活血通络,祛风逐瘀止痛。

　　取穴:百会、囟会、玉枕、风池、风府、合谷。

　　操作方法:用消毒棉球蘸 75% 乙醇局部消毒,选用直径为 0.3 毫米的毫针,百会、囟会、玉枕从前向后各平刺 20 毫米,风池向鼻尖方向斜刺 30 毫米,风府向下颌方向缓慢刺入 25 毫米,合谷直刺 25 毫米。透灸百会、囟会、风池,以有温热感为宜,待患者对热量耐受时,再逐步移近距离,灸至患者自觉温热感向内传导,至透灸全头温热,甚至汗出为止。透灸结束以后,采用电动拔罐器,将罐拔于头部疼痛处,留罐 10 分钟。起罐后,见到紫红色罐斑,治疗 2 次后,患者自述头痛症状明显减轻。

　1 周后(2011 年 7 月 10 日)复诊,患者自述头部胀痛明显减轻,头痛发作次数减少。发作时局限于枕部,偶尔疼痛牵及颈项部,头晕症状消失。上法共施治 5 次,诸证皆除。6 个月后随访,未再复发。

（3）特别提醒:①消除或减少促发因素,避免过度疲劳、强光、噪声、刺激性气味等,避免焦虑、抑郁等异常的精神状态。②注意饮食的宜忌,饮食应清淡,避免食用含酪氨酸的食物、干酪、动物内脏、巧克力等;忌辛辣刺激、生冷的食物;避免饮含乙醇的饮料、咖啡、茶叶、吸烟等;禁食火腿、保存过久的野味等食物。③日常生活注意有规律,并维持规律的作息习惯,减少压力,避免剧烈运动。④应在医生的指导下用药,避免滥用镇静止痛药等。

6. 如何用透灸治疗面瘫

面瘫是以面部表情肌群运动功能障碍为主要特征的一种常见病,主要表现为突然口眼喎斜,一侧眼睑不能闭合,露睛流泪,额纹消失,鼻唇沟变浅,口角歪向健侧,鼓起颊部时漏气、流涎,俗称"歪嘴巴""吊线风"。本病可发生于任何年龄,多见于冬季和夏季,由于脉络空虚,风寒之邪侵入阳明、少阳之脉,以致经气阻滞、气血不调、经脉失养、肌肉纵缓不收。

西医学称面神经炎,临床上分中枢型面瘫和周围型面瘫两类。中枢型面瘫表现为病侧鼻唇沟变浅,露齿时口角下垂,不能吹口哨和鼓腮等;周围型面瘫出现病灶同侧全部面肌瘫痪,表现为不能皱额、皱眉、闭目,鼻唇沟变浅,不能露齿、鼓腮、吹口哨,口角下垂。

（1）治疗方法:周围性面瘫的治疗以活血通络,舒调经筋为主。选穴多取面颊局部穴位和阳明经腧穴,如攒竹、太阳、阳白、颊车、地仓、颧髎、翳风、合谷等,以针刺配合透灸法治疗。

针刺:选用直径为 0.3 毫米的毫针,太阳、颧髎、翳风、合谷、颊车、地仓各直刺 25 毫米,阳白、攒竹向鱼腰方向各平刺 15 毫米,行平补平泻手法,留针 40 分钟。

透灸法:用艾条透灸法,留针的同时用艾条悬灸于上述穴位,施灸时,将艾条一端点燃,距施灸皮肤处约 2 厘米(尽可能靠近皮肤,热量以患者可耐受为度),施灸过程中,施术者可将手指置于施灸部位两侧测知患者局部受热的程度,以随时调节施灸距离,施灸以皮肤潮红为度,能耐受且不灼伤皮肤,每次灸 3 ~ 5 穴,每个穴位 10 ~ 15 分钟,时间 40 分钟,5 天为 1 个疗程。

在面瘫早期(1 周内)以灸法为主,针刺手法要轻,以缓解症状。艾灸可改善局部血液循环,促进神经功能的改善和恢复,调节阴阳气血的平衡,起到治疗作用。透灸过程中以患者灸后的感觉和机体的反应为标准,这种方法热力可以透过深部组织,无痛苦,疗效好。

(2)验案举例:

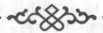

杨某,男,21 岁,北京人,学生,2013 年 7 月 10 日来诊。主诉:左侧面部额纹消失,不能闭目、鼓颊 3 年。现病史:2009 年 8 月因在空调温度过低的房间学习,晨起后出现左侧面部额纹消失,口角下垂,鼻唇沟变浅,病侧不能闭目、鼓颊、露齿等,初起时伴耳后疼痛。遂到北京某医院就诊,诊断为面瘫,经针灸、穴位贴敷、推拿等治疗未见明显好转,因高考复习而中断治疗。之后在大学附近一家针灸门诊治疗一年余,疗效欠佳。2012 年春节前 1 周来就诊,针灸治疗 2 周后改善闭目、鼓腮等动作明显,因学校开学未能坚持治疗,今夏复来就诊。刻诊:患者左侧面部额纹消失,鼻唇沟变浅,病侧不能闭目、鼓颊,纳可,夜寐安,二便调。舌质淡红,苔薄白,有齿痕,脉弦细。查体:左侧面部感觉迟钝。

诊断:面瘫(风寒型)。

治则:活血通络,疏调经筋,祛风散寒。

取穴：阳白、太阳、颊车、地仓、翳风、下关、合谷。

操作方法：用消毒棉球蘸75%乙醇局部消毒,选用直径为0.3毫米的毫针,阳白平刺10毫米,太阳、颊车、翳风、地仓各直刺17毫米,下关、合谷各直刺25毫米,下关为闭口取穴;同时透灸阳白、颊车、地仓、下关,以有温热感为宜,待患者对热量耐受时,再逐步移近距离,灸至患者自觉温热感向内传导,具有局部舒适感及全身温热甚至汗出为止。透灸后,面部闪罐,治疗10分钟。治疗4周后患者面部症状明显减轻。

4周后复诊,患者面部额纹恢复过半,可完全闭目,鼻唇沟基本恢复,鼓腮动作明显改善。上法共施治20次,诸证消失。

（3）特别提醒：①避免剧烈运动,避风寒,出门时要注意面部保暖,晚上临睡之前,可用热毛巾熨敷面部。②避免精神紧张,情志抑郁,避免过度疲劳,避免焦虑、抑郁等异常的精神状态。③日常生活规律,清淡饮食,忌辛辣刺激、生冷食物,避免饮用含乙醇的饮料、咖啡、茶叶等。④维持规律的作息习惯,减少压力。⑤应在医生的指导下用药,避免滥用抗生素等药物。老年患者应注意询问既往史,如有高血压等病症,灸治过程中应谨慎。

7. 如何用透灸治疗糖尿病

糖尿病是由于体内胰岛素分泌相对或绝对不足引起的糖、蛋白质、脂肪代谢紊乱,以高血糖为特征的一种内分泌代谢性疾病。临床分为1型糖尿病、2型糖尿病、其他特殊类型糖尿病。中医将其归属为消渴病。中医学认为五志过极,精神劳烦,气机郁结,消渴伤津;或偏食甘辛,运化失职,积热内蕴,化燥伤津;或恣情纵欲,房劳不节,肾精亏耗,发为消渴。病机是燥热伤阴,病变涉及肺、脾、肾。

临床上根据患者的症状不同,分为上、中、下三消。烦渴多饮,口干舌燥,尿量频多,舌边尖红,苔薄黄,脉洪数,为肺热津伤证,属上消;多食善饥,口渴尿多,形体消瘦,大便干燥,苔黄,脉滑实有力,为胃热炽盛证,属中消;尿频尿多,浑浊如膏脂,或尿甜,腰膝酸软,乏力,头晕耳鸣,口干唇燥,皮肤干燥,瘙痒,舌红苔少,脉细数,为肾阴亏虚证,属下焦;如小便频数,浑浊如膏,甚至饮一溲一,面容憔悴,耳轮干枯,腰膝酸软,四肢欠温,畏寒怕冷,阳痿或月经不调,舌淡苔白而干,脉沉细无力,为阴阳两虚证。

(1)治疗方法:针灸治疗糖尿病主要是协调降糖药物发挥作用。在口服降糖药或注射胰岛素降糖效果不好的情况下,取背俞穴有很好的降血糖作用。取穴有肝俞、肺俞、脾俞、膈俞、心俞。背俞穴用直径为0.3毫米的毫针,进针33~40毫米,以患者有酸、麻、胀、痛感为度。透灸时,将一根艾条平均分成6段,长约3厘米,一端点燃后均匀放入艾灸箱中,将艾灸箱放在患者背部针刺部位,将盖子盖上,留一道缝隙,以使空气流通,艾条充分燃烧。箱上加盖滤烟布。透灸过程中,根据患者描述的温度高低,灵活调节盖板和滤烟布,使患者自觉温热而无灼痛,透灸40分钟。以灸后汗出,皮肤出现潮红、花斑为宜。

(2)验案举例:

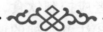

　　张某,男,43岁,2014年6月10日就诊。自诉:多食善饥、多尿2个月。现病史:患者2个月前,出现多食善饥、多尿的症状,经当地医院诊断为2型糖尿病,服用中药(具体不详)调理半个月效果不佳,遂来就诊。刻诊:多食善饥,体瘦,伴有面容憔悴,疲乏无力,腰膝酸软,小便频数,舌红,苔少,脉细数。查体:体温36℃,脉搏80次/分,呼吸18次/分,血压120/80毫米汞柱(1毫米汞柱=0.1333千帕),腹平软,肝脾未触及。双下肢无水肿,腱反射正常。实验室检查:空腹血糖8.2毫摩尔/升,尿糖(-)。

　　西医诊断:2型糖尿病;中医诊断:消渴(脾肾两亏型)。

　　治法:补脾益肾。

　　取穴:肺俞、身柱、脾俞、脊中、肝俞、筋缩、心俞、神道、肾俞、命门、曲池、足三里、三阴交。

操作方法:针刺穴位常规消毒后,选用直径为0.3毫米的毫针,脾俞、脊中、肾俞、肺俞、身柱、心俞、神道、肝俞、筋缩、命门各直刺进针20~30毫米,足三里、曲池各直刺35毫米,三阴交直刺20毫米。针刺同时用艾灸箱透灸背部,施灸过程中依患者的耐受度,调节灸箱封盖缝隙以调节箱内温度,灸至皮肤微微汗出,发热潮红为佳,时间约40分钟。每天1次,5次为1个疗程。

针灸治疗1个疗程后,多食善饥症状减轻,其他症状及血糖、尿糖无明显变化,第2个疗程后自觉多食善饥症状消失,小便减少,疲乏症状明显减轻。实验室检查:空腹血糖7.6毫摩尔/升,尿糖(－)。第3个疗程后,自觉症状基本消失。实验室检查:空腹血糖6.4毫摩尔/升,尿糖(－),精神转佳,半年后随访,查血糖、尿糖均正常。

(3)特别提醒:针灸治疗糖尿病有一定的疗效,对其并发症亦有很好的效果。①因糖尿病患者的皮肤容易化脓感染,故用穴要少而精,注意严格消毒。②患者应控制饮食,多食粗粮和蔬菜,节制肥甘厚味和面食,严禁烟酒。③注意精神的调养,避免过度劳累,节制性欲。注意保暖,防止感冒,参加适量的体育锻炼。

8. 如何用透灸治疗胃炎

胃炎是胃黏膜炎症的统称,可分为急性和慢性两类。急性胃炎常见的有单纯性和糜烂性两种。前者表现为上腹不适、疼痛、厌食和恶心、呕吐;后者以消化道出血为主要表现,伴有呕血和黑便。急性胃炎分为急性单纯性胃炎、急性糜烂性胃炎、急性腐蚀性胃炎和急性化脓性胃炎;慢性胃炎通常又可分为浅表性胃炎、萎缩性胃炎和肥厚性胃炎。本病属中医学"胃痛"的范畴,中医认为寒邪客胃、饮食伤胃、肝气犯胃、脾胃虚弱皆可引起胃受纳腐熟的功能失常,胃失和降而导致本病。

(1)治疗方法:胃炎的治疗以温经止痛为主。治疗时,患者仰卧位,用直径为 0.3 毫米的毫针在腹部取中脘直刺 20 毫米,在双侧足三里直刺 30 毫米,针刺穴位平补平泻。针刺的同时,将 6 段长约 3 厘米的艾条一端点燃后,均匀置于艾灸箱中,将艾灸箱放置于腹部,以中脘为中心对腹部进行透灸,时间 40～50 分钟。急性胃炎每天治疗 1～2 次,慢性胃炎每天或隔天治疗 1 次。

(2)验案举例:

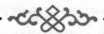

岳某,女,59 岁,2013 年 3 月 2 日来诊。主诉:胃部疼痛 5 天余。现病史:2 年前因饮食不慎出现胃痛、胃胀等不适后,至当地医院就诊,诊断为急性胃肠炎,给予消炎、止痛药物治疗半个月后,症状均消失。此后每进食生冷或稍油腻的食物则胃中疼痛不适。5 天前因饮食不慎疼痛复发,自行服药后症状未见缓解(具体药物不明),故来就诊。刻症:胃痛,无胃胀,纳差,伴胸闷、乏力,大便溏,舌淡红,苔薄白,脉弦。

诊断:慢性胃炎(脾胃虚寒型)。

治则:温胃散寒,止痛。

取穴:中脘、足三里。

操作方法:针刺穴位常规消毒后,选用直径为 0.3 毫米的毫针,中脘直刺 20 毫米,双侧足三里穴各直刺 30 毫米。留针的同时,将 6 段长约 3 厘米的艾条一端点燃后,均匀置于艾灸箱中,将艾灸箱放于腹部,以中脘为中心对腹部进行艾灸,40～50 分钟。针灸每天 1 次,每次 40～50 分钟,5 天为 1 个疗程。连续治疗 3 次后,患者胃部疼痛感减轻,饮食较之前佳,胸闷、乏力感减轻,夜寐尚可,二便调。

(3)特别提醒:胃炎患者应避免化学刺激。口服某些药物:水杨酸盐类、利血平及肾上腺皮质激素等,大量饮用烈酒、浓茶、咖啡等,均可刺激损伤胃黏膜,引起胃黏膜充血、水肿,甚至出血、糜烂,而致急性单纯性胃炎的发生。急性胃炎最常见的诱发因素是不洁饮食。常见的细菌感染为葡萄球菌外毒素、肉毒杆菌毒素、沙门菌属内毒素及嗜酸杆菌,所以大家平时一定要注意饮食卫生。

9. 如何用透灸治疗胃下垂

胃下垂是指人体处于站立位置时,胃的下缘抵达盆腔,胃小弯弧线最低点降至髂嵴连线以下,十二指肠球部向左偏移为主要体征的一种病症。本病好发于体型瘦长,腹壁松弛,腹肌瘦薄的中老年人,女性多于男性,轻者可无明显临床症状,重者可见上腹部饱胀、嗳气不舒、便秘等症。若兼见饭后、站立或劳累后加重,为脾虚气陷型;若兼见胃痛隐隐,喜温喜按,为脾胃虚寒型;若兼见胃中有振水音或水走肠间辘辘有声,恶心、呕吐清水痰涎,为胃肠停饮型;若兼见纳呆食少,嗳哕酸腐食臭,为脾虚食滞型;若兼见胸胁、胃脘部疼痛,胀满不适,每遇情志不畅则加重,为肝郁脾虚型;若兼见脘腹坠胀疼痛,痛处固定不移,舌质紫暗或有瘀斑瘀点,为脾虚瘀阻型。

(1)治疗方法:治疗以补中益气,升阳举陷为主,选取局部腧穴及足阳明经穴和督脉经穴,如中脘、关元、足三里、三阴交、百会等,治疗用透灸法,配合针刺。

治疗时患者仰卧,取中脘、关元、足三里、三阴交、百会。胃痛隐隐,喜温喜按加脾俞、胃俞;胃中有振水音加天枢、水分;纳呆食少加梁门、建里;胸胁、胃脘部胀满加太冲;脘腹坠胀疼痛,痛处固定加膈俞、阿是穴。

透灸:以艾灸箱灸为主,将一根艾灸平均分成 6 段,一端点燃后均匀放入艾灸箱中,将艾灸箱放置在患者腹部,并将盖子盖上,艾灸箱上加盖滤烟布。当艾条燃尽,患者感觉不到热度时,将艾灸箱取下,并将针取出。

针刺:用直径为 0.3 毫米的毫针针刺,中脘、气海、关元、天枢等穴针刺深度根据患者自身情况而定,脂肪较厚者可用长度为 40 ~ 50 毫米的毫针,脂肪浅薄者,用 25 毫米的毫针,以患者有酸、麻、胀、痛感为度,针刺得气后用补法或者平补平泻法。

（2）验案举例：

贺某，65 岁，退休职工，2010 年 6 月 25 日来诊。主诉：腹部隐痛、胀满伴便秘 2 年，加重 6 个月。现病史：2 年前，患者无明显原因出现腹痛、腹胀，餐后尤甚，伴全身无力。近半年来，上诉症状加重，遂来就诊。刻诊：有腹部压痛，便秘，无力，食欲不振，纳少，眠差，小便可，大便 5 天 1 次。

西医诊断：胃下垂；中医诊断：胃缓（脾虚气陷型）。

治则：补中益气，升阳举陷。

取穴：气海、关元、中脘、足三里、三阴交、天枢、百会。

操作方法：用消毒棉球蘸 75% 乙醇局部消毒，选用直径为 0.3 毫米的毫针，百会向后平刺 15 毫米，气海、关元、天枢、中脘各直刺 25 ~ 30 毫米，足三里、三阴交各直刺 30 ~ 40 毫米；同时采用透灸法重灸腹部诸穴，以上穴位施温和灸，以有温热感为宜，待患者对热量耐受时再逐步移近距离，灸至患者自觉温热感向内传导，具有局部舒适感及全头温热，甚至汗出为止。

2 周后（2010 年 7 月 10 日）复诊，患者自述腹部隐痛、胀满明显减轻，大便 3 天 1 次，食欲可，餐后胀满感减轻；上法继续施治 2 周后，诸症皆除。6 个月后随访，未再复发。

（3）特别提醒：①消除或减少促发因素，避免过度疲劳、强光、噪声、刺激性气味等，避免焦虑、抑郁等异常的精神状态。②饮食应清淡，少食多餐，细嚼慢咽，避免食用含酪氨的食物、干酪、动物内脏、巧克力等；忌讳辛辣刺激、生冷的食物；避免饮含乙醇的饮料、咖啡、茶叶、吸烟等；禁食火腿、保存过久的野味等食物；患者要在少量多餐的基础上力求使膳食营养均衡，糖、脂肪、蛋白质三大营养物质比例适宜。③避免剧烈运动；日常生活注意有规律，并维持规律的睡眠作息习惯，减少压力，应在医护人员的指导下用药，避免滥用补益类药等。④适当地进行一些体育锻炼。

10. 如何用透灸治疗急性腹泻

急性腹泻是一种临床常见病、多发病,主要经消化道感染,由多种原因(如进食含有病原菌及其毒素的食物,或过食生冷、暴饮暴食等)引起的肠道黏膜急性弥漫性炎症。以排便次数增多、粪便稀溏,甚至泻出如水样为主症。发病急骤、病势急迫,变化突然迅速,如未及时正确治疗,严重者在短期内可发生脱水、电解质紊乱,甚或休克而危及生命。临床分为感染性腹泻、中毒性腹泻、非感染性肠道病变腹泻和药物引发的急性腹泻。

(1)治疗方法:急性腹泻属"泄泻""痢疾"的范畴。治疗以除湿导滞,通调腑气为主。主要选取八髎、大肠俞、天枢、上巨虚、三阴交。

针刺:针刺穴位常规消毒后,选用直径为 0.3 毫米的毫针,八髎向内下各斜刺 30 ~ 40 毫米,得气后用补法。天枢、上巨虚、大肠俞各直刺 30 ~ 40 毫米,三阴交直刺 25 毫米,以患者有酸、麻、胀、痛感为度,得气后用平补平泻。

透灸:大肠俞及八髎用艾灸箱透灸,将 6 段 3 厘米长的艾段一端点燃后均匀放入艾灸箱钢丝网上,并将盖子盖上,再把艾灸箱放置在八髎部位,以局部皮肤潮红、汗出为宜。当艾条燃尽后,将艾灸箱取下,取出针灸针。寒湿困脾者加脾俞、阴陵泉;肠腑湿热者加合谷、下巨虚;饮食停滞者加中脘、建里;肝郁气滞者加期门、太冲。

(2)验案举例:

　　杨某,女,28 岁,公司职员,2013 年 10 月 17 日来诊。主诉:腹泻伴疼痛 2 天,加重半天。现病史:患者 2 天前与朋友逛街食冰激凌,骑电动车回家后出现腹泻,未做治疗。一天后排便 10 余次,粪便量多而稀薄,排便时常伴腹鸣、肠绞痛。遂来就诊,自述平素多肢冷体寒。刻诊:患者成蜷缩状,四肢无力,时有冷感,腹泻,腹内绞痛,纳可,眠差,舌淡苔白,脉细弱。

诊断:急性泄泻(寒湿困脾型)。

治则:祛寒除湿,温脾止泻。

取穴:八髎、大肠俞、脾俞、神阙、天枢、上巨虚、阴陵泉、三阴交。

操作方法:用75%的乙醇棉球局部消毒,选用直径为0.3毫米的毫针,八髎向内下各斜刺30～40毫米,大肠俞、天枢、上巨虚、阴陵泉各直刺35毫米,脾俞直刺20毫米,三阴交直刺25毫米。时间约40分钟,针刺同时透灸八髎,将一根艾条平均分为6段,2排3列一端点燃均匀地放入艾灸箱中,将艾灸箱放在八髎穴所在部位,施灸过程中,患者可感温热向深层透达腹部,时间约40分钟,每天1次。

治疗3天后,患者怕冷、腹痛等症状消失,大便次数明显减少,治疗1周后患者恢复正常,腹部温暖,痊愈。

(3)特别提醒:注意个人卫生习惯和饮食习惯,保护机体和胃肠道功能正常,不饮生冷和质量不合格的饮料,不食腐败变质的食物和不洁瓜菜、水果,不暴饮、暴食、酗酒。

11. 如何用透灸治疗慢性泄泻

慢性泄泻是临床常见疾病,以大便次数增多、便质清稀如水样或完谷不化为主要特征,多伴有腹痛肠鸣。慢性泄泻,发病势缓,病程较长,如属脾虚,迁延反复,大便溏薄,腹胀肠鸣,面色萎黄,神疲肢软,纳差,畏寒喜暖,舌淡,苔白,脉濡缓;如肝侮乘脾,则胸胁胀满,嗳气频频,舌苔白,脉弦;如属肾虚,每于黎明之前,脐腹作痛,肠鸣即泻,泻后痛减,腰膝酸软,形寒肢冷,舌淡,苔白,脉沉细。

(1)治疗方法:治疗以健脾调肠,温肾止泻为主。选用神阙、天枢、大肠俞、脾俞、足三里、上巨虚、三阴交。

用直径为0.3毫米的毫针,针刺天枢、大肠俞、脾俞、足三里、上巨虚、三阴交,进针深度,以患者有酸、麻、胀、痛感为宜,施灸时,将6

段长约3厘米的艾段,一端点燃后均匀放入艾灸箱中,并将盖子盖上,将艾灸箱放在患者腹部,艾灸箱上加盖滤烟布;当艾条燃尽,将艾灸箱取下,去针。

寒湿困脾者加阴陵泉温脾化湿;脾气亏虚者加脾俞、足三里健脾益气;脾气下陷者加百会升阳举陷;肾阳亏虚者加肾俞、命门、关元温肾固本。

(2)验案举例:

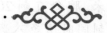

张某,男,50岁,农民。主诉:黎明前脐周腹痛,肠鸣泄泻2年,加重3天伴四肢发冷无力。现病史:2年前,患者无明显原因出现黎明前脐周腹痛,肠鸣泄泻,泻后则宁。每天大便3~4次,曾服西药氟哌酸治疗,未见明显好转。近3天来,腹泻加重,伴精神不振。查体:精神疲乏,面黄体瘦,纳差,腹痛肠鸣,腹冷喜暖,腰膝酸软,四肢发冷,舌淡,苔白,脉沉细。

诊断:慢性泄泻(脾肾阳虚型)。

治则:温补脾肾,升阳止泻。

取穴:中脘、关元、天枢、肾俞、大肠俞、上巨虚。

操作方法:用75%的乙醇棉球局部消毒,选用0.3毫米的毫针,中脘直刺25毫米,大肠俞、天枢、关元、上巨虚直刺各35毫米,肾俞直刺25毫米,用补法,用艾灸箱透灸腹部,时间约40分钟,每天1次。10次为1个疗程。治疗1个疗程后,患者腹痛减轻,每天腹泻次数减少,精神气色好转。上法继续治疗1个疗程,腹泻消除。1年后随访,未见复发。

(3)特别提醒:①泄泻严重,出现脱水现象者,应及时采取综合治疗,补充丢失的液体及电解质。②注意饮食卫生,饮食有节,进稀软、易消化的食物,切忌暴饮暴食或过食生冷、油腻食品。③注意季节变化,避免腹部受寒,阳虚者更需注意。④适当锻炼身体,增强体质。根据自己的情况选择适当的运动方法,如打太极拳等,以利于身体早日恢复。

12. 如何用透灸治疗咳嗽

咳嗽是肺系疾患中的常见病症,以咳嗽、咯痰为特征,多因邪客肺脏,肺失宣肃,肺气不宣所致。若咳与嗽分别言之,肺气上逆作声,有声无痰为咳;咯吐痰液,有痰无声为嗽,一般多声痰并见,故以咳嗽并称。根据发病原因可分为外感与内伤两大类型。

(1)治疗方法:治疗以宣通肺气,调理脏腑功能,驱邪化痰止咳为主。主穴选取肺俞、肾俞、脾俞、列缺、太渊、中府等,治疗用透灸法,配合针刺、拔罐法。

施灸时,将艾条一端点燃,距施灸皮肤约5毫米(尽可能靠近皮肤),施灸过程中,施术者可将手指置于施灸部位两侧测知患者局部的受热程度,以随时调节施灸距离,施灸时先在选定的穴位周围寻找有效点,当患者有渗透、舒适、传导的感觉时,固定在该点施灸,直至出现灼烫的感觉,再灸下一个穴位。每次灸3~5穴,以皮肤潮红为度,灸30~50分钟,每天治疗1次。

透灸中府时,选取艾条温和灸,使患者首先自觉温热感随着灸量的增加而增加,至中府有灼痛感且整个上背部出现温热感为宜;透灸列缺、太渊时,均以温和灸为主,灸至患者具有局部舒适感或酸胀感。

透灸肺俞、肾俞、脾俞时,以艾灸箱灸为主,施灸时,将6段长约3厘米的艾条一端点燃后,均匀置于艾灸箱中,将艾灸箱放于背部,对上述背俞穴进行透灸,30~50分钟。

若患者伴有恶寒发热、咳嗽声重多为风寒束肺型咳嗽,可加灸风门,灸至上背部有温热感为宜;若伴有咳声重浊,痰多色白,胸脘痞闷多为痰湿阻肺型咳嗽,可加灸足三里、丰隆,灸至皮肤潮红,甚至整个小腿部有热感为度。

（2）验案举例：

> 　　王某，男，35 岁，工人，2013 年 11 月 4 日来诊。主诉：咳嗽、咯痰、恶寒 10 余天。现病史：患者自述平素咳嗽、气喘，10 天前因感染风寒，致咳嗽气喘加重、咯清稀样痰，动则尤甚，恶寒发冷。自服头孢类消炎药无效，遂来就诊。刻诊：面色淡白，四肢水肿，纳可，二便调，舌淡、苔薄白微腻，有轻微齿痕，脉沉细。查体：体温 36℃，无桶状胸、无发绀。
>
> 　　诊断：咳嗽（脾肾阳虚型）。
>
> 　　治则：温肾健脾，化痰止咳。
>
> 　　取穴：风门、肺俞、脾俞、肾俞。
>
> 　　操作方法：用消毒棉球蘸 75% 乙醇局部消毒，选用直径为 0.3 毫米的毫针，风门、肺俞、脾俞、肾俞各向脊柱方向斜刺 15 毫米，得气后采用艾灸箱透灸法施灸，将 6 段长约 3 厘米的艾条一端点燃后，均匀置于艾灸箱中，将艾灸箱放于背部，对上述针刺部位进行艾灸，灸至患者局部温热甚至汗出为止。5 天后患者自觉咳嗽症状明显减轻。
>
> 　　2013 年 11 月 12 日复诊，患者自述咳嗽气喘症状明显减轻，咯痰症状已消失，上法继续施治 7 天，余症均消失。1 个月后随访，未再复发。

（3）特别提醒：①平时要注意保暖，谨防受寒。②注意饮食的宜忌，调适饮食，忌生冷、刺激之品。③适当参加体力劳动和体育锻炼，增强体质，提高抗病能力。

13. 如何用透灸治疗感冒后久咳

　　感冒后久咳是感冒经治后表证已除而遗留咳嗽久而未愈者，多为细菌或病毒感染所致。由于不正确使用抗生素，使菌群失调，或细菌及病毒变异产生耐药现象，因此出现咳嗽经久不愈。老幼体弱，免疫功能低下或患有慢性呼吸道疾病的人群易感,是较为常见的慢性呼吸道感染性疾病。呈自限性,全年皆可发病,冬春季较多。

(1)治疗方法:感冒后久咳的治疗以宣肺、化痰、止咳为主。取穴:肺俞、膏肓俞、列缺、合谷。治疗针灸并用,选用艾箱灸。

针刺时,用消毒棉球蘸75%乙醇局部消毒,选用直径0.3毫米的毫针,肺俞、膏肓俞、列缺、合谷各直刺15毫米,得气后,将6段长约3厘米的艾条一端点燃后,2排3列均匀置于艾灸箱中,将艾灸箱放于患者背部,以肺俞为中心对背部进行透灸,灸40~50分钟,每天1次。

操作时,针刺穴位平补平泻。用艾灸箱置于患者背部,加大了艾灸的部位,有着面积大、渗透力强、持续时间长等优点,艾灸借助相应的穴位可以外逐邪气,温肺化痰,调补阴阳。

(2)验案举例:

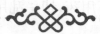

　　男,5岁,于2007年9月24日来诊。主诉:咳嗽8月余。其母代诉患儿素体虚弱,易患感冒。8个月前感受风寒后发热(体温38.5℃),恶寒、咳嗽、咽喉疼痛,遂到某医院求治,诊断为感冒。曾给予头孢他啶针、地塞米松针静脉滴注,口服退热药(泰若林)、止咳药(小儿止咳糖浆)等治疗,用药4天后症状减轻,但又出现咳嗽、咽喉痒,遂又到某医院门诊治疗,先后给予中药、西药(具体用药不详)等治疗,均取得短期疗效。此后又反复感冒,伴有咳嗽、咽痒,用药颇多,症状愈来愈重,遂来就诊。刻诊:患儿低热,每天下午加重,清晨至上午减轻,咳嗽、少痰、咽痒,伴面色㿠白,怕冷,乏力,自汗,纳差,眠可,二便正常。查体:咽部微红,舌淡胖、苔薄,脉沉缓无力。血常规、胸片等检查均无异常。

　　诊断:咳嗽(肺气不足型)。

　　治则:温阳益气,宣肺止咳。

　　取穴:肺俞、膏肓俞。

　　操作方法:用消毒棉球蘸75%乙醇局部消毒,选用直径0.3毫米的毫针,肺俞、膏肓俞各直刺15毫米,得气后,取艾条1根,截成6段,一端点燃后均匀放入特制艾灸箱内,将艾灸箱覆盖患者的双侧肺俞、膏肓俞上方,在箱子外面盖上5层滤烟布,先用一块滤布盖在顶部,其余4块滤布将箱体四周包严,防止烟雾溢出,以艾灸箱顶部冒出柔和、白色烟雾为度。每天1次,每次灸至艾条燃尽,以皮肤出现潮红、汗出为度。灸至第3天,患儿咳嗽、咽痒减轻,自汗、怕冷消失,饮食增加。又灸2次,咳嗽、咽痒消失。之后巩固2次,患者面色转红,精力充沛。3个月后随访,未复发。

（3）特别提醒：①平时要注意保暖,谨防受寒,尽量避免接触刺激及易诱发呼吸道过敏等物。②注意饮食的宜忌,调适饮食,忌生冷、刺激之品。③适当参加体力劳动和体育锻炼,增强体质,提高抗病能力。④在专业医师指导下用药,切忌乱用药。

14. 如何用透灸治疗痰饮

痰饮指体内水液输布、运化失常,停积于某些部位的一类病症。痰饮有广义、狭义之分。广义的痰饮为诸饮之总称,可根据饮停部位再分为痰饮、悬饮、溢饮、支饮四种,狭义者仅为四饮中的痰饮,属饮邪停留于胃肠的病症。

（1）治疗方法：痰饮的治疗以温化为原则。主穴选取肺俞、心俞、脾俞、肾俞、阴陵泉、阳陵泉、足三里、三阴交、太冲,治疗时针灸结合,配合刺络放血。

患者俯卧位,以上穴位常规消毒,选择直径0.3毫米毫针,肺俞、心俞、脾俞、肾俞向脊柱方向各斜刺15毫米,阴陵泉、阳陵泉、足三里、三阴交各直刺35毫米,太冲直刺20毫米,以得气为度。然后将6段长3厘米的艾条一端点燃后,均匀放入艾灸箱内,将艾灸箱放在背部针刺部位,盖好封盖,并留有缝隙,以使空气流通,艾条充分燃烧。在灸箱外周覆盖布,以使烟雾不能直接逸出,热量积聚于箱内。封盖和覆布用于调节火力、温度大小。一般而言,移开封盖使缝隙增大或减少覆布层数,可使火力增大、温度升高;关闭封盖或增加覆布可使火力变小、温度降低。施灸过程中根据患者描述的温度高低,灵活调节盖板及覆布,以保持温热而无灼痛为宜,待艾条燃尽,患者自觉无温热感时,将灸箱取下,针拔出即可。

(2)验案举例:

　　刘某,男,48岁,商人,2013年5月19日来诊。主诉:背部及前胸部发凉3年余。现病史:患者3年前无明显原因出现左后背部发凉,渐及左前胸部,患者先后于多家医院就诊并治疗,效不佳。遂来就诊。刻诊:左侧背部及前胸部发凉、发胀,咯清稀痰涎,色青黑,天热时症状减轻伴有局部汗出,时常鼻塞,手足发凉,喜热饮,入睡困难,大便溏,小便频。舌暗,苔白滑,脉沉。查体:双侧胁肋部不对称,以左侧偏高,左侧前胸部无压痛,胃中可听及振水音,CT、MRI均示无异常。

　　诊断:痰饮(脾阳虚弱型)。

　　治则:温脾化饮。

　　取穴:肺俞、心俞、脾俞、肝俞、肾俞、水分、支沟、外关、阴陵泉、阳陵泉、三阴交、太冲。

　　操作方法:在针刺的腧穴皮肤上常规消毒,选择直径为0.3毫米的毫针,肺俞、心俞、脾俞、肝俞、肾俞向脊柱方向各斜刺15毫米,水分、支沟、外关、三阴交、太冲各直刺20毫米,阴陵泉、阳陵泉各直刺40毫米,以得气为度,同时配合透灸法(艾箱灸)施灸,在背部针刺部位施行透灸法,起针后患者取仰卧位,按同法在左侧胁肋部施行艾箱透灸法,灸40~50分钟。

　　透灸结束,将针取出后,在背部局部拔罐,留罐10分钟,起罐后,罐斑呈暗紫色。选取左、右手中指、小指指腹,十宣穴放血,2天1次。治疗4个疗程(1个疗程为5天)后,青黑色清稀痰逐渐变浅,自觉左前胸部胀感减轻。加大灸量按上法继续施治,治疗4个疗程后,自觉症状减轻,痰质由稀变稠、痰量变少,双侧胁肋部逐渐对称。按上法继续施治,配合中药:柴胡12克、白芍10克、干姜 15 克、苍术 12 克、白术 12 克、厚朴 6 克、莱菔子 15 克、茯苓 10 克、藿香 15 克、桂枝 9 克、附子 9 克、陈皮 12 克、甘草 6 克。4 个疗程后，痰色逐渐变黄，左胁肋部发凉、发胀感消失，大便、小便均正常，舌质淡红，苔薄白。3 个月后随访，偶有左侧前胸部胀满，其余症状均未再出现，病情明显好转。

（3）特别提醒：①平时应避免风寒湿冷，注意保暖。②饮食宜清淡，忌甘肥、生冷之物。③戒烟酒，注意劳逸结合，以防复发。

15. 如何用透灸治疗哮喘

哮喘是由多种细胞（如嗜酸性粒细胞、肥大细胞、T 淋巴细胞、中性粒细胞、气道上皮细胞等）和细胞组分参与气道慢性炎症性疾患。这种慢性炎症导致气道高反应性的产生，通常出现广泛多变的可逆性气流受限，并引起反复发作的喘息、气急、胸闷或咳嗽等症状，常在夜间和（或）凌晨发作，多数患者可自行缓解或经治疗缓解。一般认为儿童患病率高于青壮年，老年人群的患病率有增高的趋势，成年男女患病率大致相同，40% 的患者有家族史。中医学又把哮喘分为"哮病"和"喘证"。哮以呼吸急促，喉间有哮鸣声为主症；喘以呼吸急促，甚至张口抬肩为特征。但两者在临床上常常同时举发，难以严格划分，病因病机也大致相似，故合并叙述。

（1）治疗方法：哮喘治以疏通经络，运行气血为主。选穴取肺俞、中府、风门、孔最、丰隆。治疗用透灸法（艾箱灸），可配合针刺、拔罐、耳穴贴压。

治疗时患者取俯卧位，充分暴露背部及上肢针刺部位。主穴取双侧肺俞、中府、风门、孔最、丰隆及肩部阿是穴（疼痛点）。寒饮伏肺者再配太渊；痰热壅肺者再配大椎、曲池、太白；肺脾气虚者再配足三里；肺肾阴虚者再配肾俞、关元、太溪；心肾阳虚者再配心俞、肾俞、气海、关元。

针刺：用直径 0.3 毫米的毫针，肺俞、风门各向脊柱方向斜刺 15

毫米,中府直刺 15 毫米,孔最、丰隆各直刺 35 毫米,余穴常规针刺,以患者有酸、麻、胀、痛感即可,扎针得气后用泻法或者平补平泻法,留针 30 分钟,每天 1 次。

透灸法:以艾灸箱灸为主,施灸时,将一根艾灸平均分成 6 段,一端点燃后均匀放入艾灸箱中,将艾灸箱放置在患者背部,并将盖子盖上,艾灸箱上加盖滤烟布。当艾条燃尽,患者感觉不到热度时,将艾灸箱取下,并将针取出。

(2)验案举例:

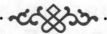

> 梁某,男,56 岁,2014 年 7 月 28 日来诊。主诉:喘息、咳嗽 5 年,加重半个月。现病史:5 年前患者无明显原因出现喘息、咳嗽,遂到某医院就诊,诊断为过敏性哮喘。经治疗,症状减轻,此后每到秋天病情加重,缠绵不愈。近半个月来喘息症状加重,遂来就诊。刻诊:喘闷,胸腹胀满,舌苔薄白,脉沉缓。
>
> 西医诊断:过敏性哮喘;中医诊断:哮喘(肺肾两虚型)。
>
> 治则:补肺益肾。
>
> 取穴:肺俞、膈俞、心俞、肝俞、肾俞。
>
> 操作方法:用消毒棉球蘸 75% 乙醇局部消毒,选用直径 0.3 毫米的毫针,肺俞、膈俞、心俞、肝俞各向脊柱方向斜刺 15 毫米,肾俞直刺 30 毫米。同时采用透灸法(艾箱灸)灸背部诸穴,时间约 50 分钟。
>
> 透灸结束后,背腰部拔火罐,留罐 10 分钟。起罐后,见到紫黑色罐斑,5 天连续治疗后,罐斑变浅。1 周后(2014 年 8 月 5 日)复诊,患者自述喘息明显减轻,喘息发作次数减少,继续以上治疗,拔罐 1 周 1 次。上法共施治 1 个月,诸证皆除。

(3)特别提醒:①避免接触过敏原。②保持室内空气流通,避免灰尘飞扬,不用羽毛类衣被。儿童患者应卧床休息至症状消失,枕头需抬高,取半卧位。婴幼儿可抱起轻轻拍背,便于排出呼吸道分泌物。③饮食宜给予营养丰富、易消化的流质或软食,宜多饮开水。平时应注意勿食刺激性食物和冷饮,并尽量避免巧克力等过甜食品。④有发作预兆时应及时用药,避免哮喘剧烈发作。⑤采取积极措施,防止哮喘发作的同时,可适当做户外活动,增强体质、提高机体的抗病能力。⑥树立患者信心,哮喘虽然不能根除,但可以完全控制,与正常人一样生活。

16. 如何用透灸治疗痛经

妇女正值经期或行经前后,出现小腹部疼痛或痛引腰骶,甚至剧痛至昏厥者称为痛经,也称经行腹痛。临床将痛经分为原发性痛经与继发性痛经两种,原发性痛经多见于生殖器官无明显器质性改变的月经痛;继发性痛经多因生殖器官的器质性病变引起,常见于子宫内膜异位症、急性盆腔炎、慢性盆腔炎及子宫颈狭窄、阻塞等。

(1)治疗方法:痛经的治疗以调理冲任为主。患者仰卧位,用直径为0.3毫米的毫针,在腹部关元、中极、气海各直刺20毫米,在双侧三阴交各直刺25毫米。针刺的同时,将6段长约3厘米的艾条一端点燃后,均匀置于艾灸箱中,将艾灸箱放于腹部,对上述腹部针刺部位进行透灸,30~50分钟。

操作时,针刺关元、气海采用连续捻转手法,使针感向下传导。月经来潮前3~5日开始针刺,每天治疗1次,直至月经来潮。透灸腹部,要扩大艾灸的部位,加强渗透,持续时间要长,以驱逐病邪,调节气血。

(2)验案举例:

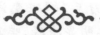

　　林某,女,19岁,学生,2009年9月30日来诊。主诉:行经腹痛4年,加重2个月。现病史:4年前月经初潮,每次行经均感下腹部隐痛,但不影响学习和日常生活。3个月前经期受凉后腹痛加重,需用解痉止痛药方可缓解。此次就诊正值经期第1天,下腹部疼痛拒按,月经量少,色淡有紫血块,伴有头痛、恶心。刻症:

患者呈痛苦面容,面色苍白,气短懒言,舌边有紫斑,苔白而腻,脉沉紧。

诊断:痛经(寒湿凝滞型)。

治则:温经散寒,行气活血。

取穴:关元、中极、气海、足三里、三阴交。

操作方法:关元、中极、气海、足三里、三阴交各直刺30毫米,平补平泻,留针40分钟。留针的同时,将6段长约3厘米的艾条一端点燃后,均匀置于艾灸箱中,将艾灸箱放于腹部,对上述腹部针刺部位进行透灸。每天1次,5天为1个疗程。

治疗后腹部皮肤潮红,且中间夹杂大小不一的浅白色斑点,疼痛随即缓解。第2天来诊,自述晨起月经量较昨日增多,经色暗红,腹痛减轻,依上述治疗方法继续治疗,1个疗程后,患者疼痛消失。嘱其每至经期前5天开始治疗,连续治疗3个月后,经行无腹痛,月经量适中,色鲜红,无腹痛。1年后随访未复发。

(3)特别提醒:注意经期卫生,经期避免重体力劳动、剧烈运动和精神刺激,防止受凉、过食生冷。痛经剧烈发作时,应及时观察面色、出汗、脉搏、血压等,防止晕厥。

17. 如何用透灸治疗卵巢囊肿

卵巢囊肿属于广义上的卵巢肿瘤的一种,是妇科常见的良性肿瘤,可发生于任何年龄阶段的女性,但以20~50岁居多。主要表现有下腹不适感、腹围增粗、腹内肿物、腹痛、月经紊乱、白带异常,少数巨大卵巢囊肿患者,可出现压迫症状,如排尿困难、大便不畅、下肢水肿,甚或呼吸困难、心悸等。卵巢囊肿属中医癥瘕、肠覃等范畴。

(1)治疗方法:卵巢囊肿治疗以行气化湿、涤痰泻浊、散结消肿为主。病久痰瘀互结者,涤痰逐瘀,偏热者宜清泻,偏寒者当温化;肝郁痰凝者,涤痰疏肝、软坚散结。同时在治疗中要顾护正气,并结合月经周期辨证治疗。针刺法:主穴选关元、中极、归来。痰瘀互结者加三阴交、血海、丰隆;脾虚湿盛者加阴陵泉、足三里;肝郁痰凝者加合谷、太冲等穴,可以配合透灸法(艾灸箱灸)。

针刺:用直径为0.3毫米的毫针,中极、归来等穴针刺深浅根据患者自身情况而定,肌肉较厚者可针刺35~40毫米,肌肉浅薄者针刺15~25毫米,进针深度以患者有酸、麻、胀、痛感为度,针刺得气后用泻法或者平补平泻法。行经期间停针。

透灸法:以艾灸箱灸为主,施灸时,将一根艾灸平均分成6段,一端点燃后均匀放入艾灸箱中,将艾灸箱放置在患者小腹部,并将盖子盖上,艾灸箱上加盖滤烟布;灸至患者皮肤潮热汗出,每天1次,5次为1个疗程。

(2)验案举例:

肖某,女,28岁,公司职员,2012年11月20日来诊。主诉:少腹肿块伴疼痛3年,加重半个月。现病史:3年前患者因少腹疼痛剧烈,经当地医院治疗而痛止,此后发现少腹两侧有肿块,并渐进性增大,月经先后无定,色暗有块,行经腹痛,经腹部B超及MRI诊断为卵巢囊肿,经西医治疗效果不佳,遂来就诊。刻诊:少腹部有大小不等可移动肿块,腹胀痛,大便溏泻,善太息,舌淡胖,苔白厚,脉弦。

西医诊断:卵巢囊肿;中医诊断:癥瘕(肝郁痰凝型)。

治则:涤痰疏肝,软坚散结。

取穴:关元、中极、归来、足三里、阳陵泉、太冲。

操作方法:用75%的乙醇棉球局部消毒,选用0.3毫米的毫针,关元、中极、归来各直刺25毫米,足三里、阳陵泉各直刺40毫米,太冲直刺15毫米。同时配合艾灸箱透灸法透灸腹部,时间约40分钟,每天1次,5次为1个疗程。

患者治疗5个疗程后,腹部超声检查囊肿明显减小,患者腹胀感消失,精神情志可。又治疗7个疗程后,囊肿基本消失,临床治愈。6个月后复查,未再复发。

（3）特别提醒：卵巢囊肿的诱发因素很多，经前、产后、人工流产术后失于调养或长期情绪不佳都可引发，平时要饮食清淡，生活规律，适度锻炼、情绪乐观，一旦发现卵巢囊肿，及时到正规医院检查、咨询、治疗，不要盲目服用药物、保养品，以免加重病情。

18. 如何用透灸治疗慢性盆腔炎

盆腔炎是女性盆腔生殖器官及其周围的结缔组织、盆腔腹膜发生的炎性病变，包括子宫炎、输卵管卵巢炎、盆腔结缔组织炎及盆腔腹膜炎，可一处或几处同时发病，是妇科常见病之一。由于输卵管、卵巢统称附件，且输卵管的炎症时常波及"近邻"卵巢，因此，又有附件炎之称。慢性盆腔炎往往是急性期治疗不彻底迁延而来的，其发病时间长，病情较顽固。慢性盆腔炎多由于产术后或流产术后感染、宫腔内手术后感染、经期卫生不良、邻近器官的炎症直接蔓延等引起。慢性盆腔炎常常出现下腹部坠胀、疼痛及腰骶部酸痛，常在劳累及月经前后加剧，其次是月经异常、月经不规律。部分妇女可出现精神不振、周身不适、失眠等神经衰弱症状。慢性盆腔炎往往经久不愈，反复发作，常常导致不孕，严重影响妇女的健康。

（1）治疗方法：慢性盆腔炎治以活血祛瘀、祛湿止痛为主。主要选取腹部腧穴气海、关元、天枢、水道、子宫等，治疗时针灸并重，以艾灸箱透灸为主。气血虚弱者配血海、足三里；湿邪较盛者配阴陵泉、三阴交；腰部疼痛者配肾俞、大肠俞、次髎等。

治疗时患者取仰卧位，充分暴露腹部。取穴：气海、关元、天枢、水道、子宫。选用直径为0.3毫米的毫针，各直刺20～35毫米，以患者有酸、麻、胀、痛感为度，得气后用泻法或者平补平泻法。

透灸法：用艾箱透灸法，施灸时，将一根艾灸平均分成6段，一端点燃后均匀放入艾灸箱中，将艾灸箱放置在患者腹部或腰骶部，并将盖子盖上，艾灸箱上加盖滤烟布。当艾条燃尽，患者感觉不到热度时，将艾灸箱取下，并将针取出。

（2）验案举例：

魏某,女,32岁,教师,2013年4月26日来诊。主诉:下腹部疼痛1年余。现病史:1年前,患者无明显原因出现腹部不适,到院门诊检查,B超示:盆腔少量积液。诊断为盆腔炎,服用中药治疗月余,症状减轻,但病情反复。近半年来,上诉症状加重,遂来就诊。刻诊:腹部疼痛,腰部酸困,月经周期正常,经量少,2～3天净,色紫暗,偶有血块,白带较多,无异味。纳可,眠差,二便调。舌质淡,边有齿痕,舌苔白厚,脉沉滑。

诊断:盆腔炎(寒湿凝滞型)。

治则:活血祛瘀,祛湿止痛。

取穴:腹部取气海、关元、天枢、水道、子宫,下肢取足三里、血海、阴陵泉、三阴交,腰骶部取肾俞、大肠俞、次髎。

操作方法:用75％的乙醇棉球局部消毒,选用直径为0.3毫米的毫针,气海、关元、天枢、水道、子宫、足三里、血海、阴陵泉各直刺35毫米,三阴交直刺20毫米。针刺同时用艾箱透灸法灸腹部,时间40分钟。腹部治疗结束后再直刺肾俞、大肠俞、次髎各30毫米。同时用透灸法灸腰骶部,时间40分钟。

连续治疗1个月后,患者腹部疼痛消失,腰部偶有酸困。继续按上法治疗1年,治疗期间嘱患者注意腹部、腰部的保暖。

2014年6月13日复诊,患者腹部偶有不适,腰部偶有酸困,白带减少。上月月经期间腹痛、腰痛不明显,经量可,经色暗,已无血块。上法继续施治1个月,余症消失。3个月后随访,未再复发。

（3）特别提醒:慢性盆腔炎病情迁延常反复发作,目前多用中药、针灸等方法治疗。尤其是艾灸的温通作用,能促进盆腔局部血液循环,改善组织营养状态,提高新陈代谢,有利于炎症的吸收和消退。

19. 如何用透灸治疗痔疮

痔疮是一种位于肛门部位的常见疾病,是成年人的多发病,有

"十人九痔"之说。痔疮是直肠下端黏膜下和肛管皮下的静脉丛扩大曲张而形成的静脉团块,简称痔。按其发生部位分内痔、外痔和混合痔。本病与膀胱经、督脉关系密切。

(1)治疗方法:治疗以清热利湿、消瘀止痛为主,主要选取足太阳经及督脉的穴位,如承山、次髎、长强、二白等穴。湿热下注者配大肠俞、阴陵泉;伴有气虚下陷者配脾俞、百会;伴便秘者配天枢、上巨虚。临床治疗以针刺为主,可配合三棱针挑刺,若气虚下陷者亦可配合灸法。

针刺:治疗时充分暴露患部。选用直径为0.3毫米的毫针,长强穴操作时针身紧靠尾骨前面斜刺20～25毫米,余穴常规针刺,根据患者自身情况决定针刺深浅,肌肉丰厚者针刺稍深,肌肉浅薄者针刺稍浅。

透灸法:气虚下陷时用艾条透灸百会,施灸时,将一根艾条点燃后,对准百会,距离2厘米,反复地旋转施灸20～30分钟,至皮肤出现红晕为度。内痔伴有出血者,使用艾灸箱透灸,施灸时,将一根艾灸平均分成6段,点燃后均匀放入艾灸箱中,将艾灸箱放置在患者腰骶部,并将盖子盖上,艾灸箱上加盖滤烟布;当艾条燃尽,患者感觉不到热度时,将艾灸箱取下。

割治与挑刺:该法治痔疮的应用较广,常结合使用。用割治法和挑治法配合治疗本病,割治部位是在上唇系带的阳性反应物(圆形或长形滤泡),挑刺是腰骶部沿足太阳膀胱经和督脉循行线上的反应点(似丘疹,呈红色或暗红色,压之不褪色),选靠近肛门、脊柱及最明显者加以挑治,若痔点不明显可挑治大肠俞或八髎。

(2)验案举例:

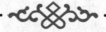

　　周某,女,56岁,退休职工,2013年7月9日来诊。主诉:大便有物脱出、出血10余年,加重1周。现病史:患者自诉10余年前无明显诱因出现肛门部大便出血,色鲜红,每次约2毫升,便后有物突出,不能自行还纳,自行给予痔疮膏外用治疗效果不佳,症状不能缓解,影响生活及休息。发病至今无溢脓等不适,近1周大便出血增多,每次约 5 毫升。为求根治,前来就诊。刻诊:患者大便后有物脱出,伴少量出血,平时自觉肛门下坠,纳少,睡眠浅,小便可,舌胖大,边缘有齿痕,苔白,脉弱。肛肠科检查示:肛门外 3 点处可见肿物脱出,约 1 厘米×1 厘米大小,色暗;肛门 7、9、11 点可触及距肛内齿线附近黏膜隆起,指套退出无染血。

诊断:混合痔(气虚下陷型)。

治则:补益中气,升阳举陷。

取穴:百会、天枢、气海、关元、大肠俞、次髎、会阳等。

操作方法:常规消毒后,选用直径为 0.3 毫米的毫针,大肠俞、次髎、会阳各直刺 30 毫米,针刺同时使用艾灸箱透灸。将一根艾灸平均分成 6 段,点燃后均匀放入艾灸箱中,将艾灸箱放置在患者腰骶部,并将盖子盖上,艾灸箱上加盖滤烟布;当艾条燃尽,患者感觉不到热度时,将艾灸箱取下。腰骶部治疗结束以后,同法针刺腹部穴位天枢、气海、关元各 30 毫米,并配合使用艾灸箱透灸。百会用艾条透灸法施灸,将艾条点燃后,距离百会 2 厘米,反复地旋转施灸 20～30 分钟,以患者感觉局部发热或热感向深部透达为度。

2013 年 7 月 15 日复诊,患者自诉便血消失,肛门下坠减轻,但仍有部分感觉。上法继续施治 10 天,症状消失。3 个月后随访,未再复发。

(3)特别提醒:痔疮的诱发因素很多,其中便秘、长期饮酒、进食大量刺激性食物和久坐久立是主要诱因。在痔疮的治疗期间,养成良好的生活习惯很重要。平时要少吃辛辣刺激性食物,养成定时排便的习惯,保持肛门周围清洁,并避免久坐久立,还需要经常做提肛运动。

20. 如何用透灸治疗带状疱疹

带状疱疹是以突发单侧簇集状水疱呈带状分布的皮疹,并伴有烧灼刺痛为主要发病特点的一种病症。机体免疫功能低下,如上呼吸道感染、劳累过度、精神创伤或应用皮质类固醇激素、免疫抑制剂等均可成为本病诱因。多发生于腰腹、胸背部,亦有的发于颜面部、腿部。皮疹呈单侧分布,一般不超过正中线,附近淋巴结常肿大。好发于春秋两季,病程 2~3 周,能自愈,愈后一般不复发。少数患者(尤其是老年患者)皮疹消退后,疼痛仍可持续 1~2 个月甚至更久。中医学称为蛇丹、蛇串疮、腰缠火丹等。

(1)治疗方法:带状疱疹以清热利湿、泻火解毒、活血通络、化瘀止痛为治则。治疗针灸并用,配合刺络放血。针刺方法以疱疹局部围刺,配合针刺支沟、阴陵泉、行间等穴。

针刺时,在连接成片的疱疹周围皮肤消毒后,进行毫针围刺,选用直径为 0.3 毫米的毫针沿皮向中心平刺,刺入约 20 毫米,并在围刺部位进行艾灸。施灸时,将艾条一端点燃,距施灸皮肤约 2 厘米(尽可能靠近皮肤),施灸过程中,施术者可将手指置于施灸部位两侧测知患者局部受热的程度,以随时调节施灸距离,时间 15~20 分钟,每天 1 次。针灸结束后,在疱疹处刺血拔罐,用三棱针在疱疹周围点刺出血,用闪火法在点刺处拔罐,留罐 10 分钟,令出血 5~10 毫升,每周 2 次。

艾灸在发作时的介入治疗具有缓解症状的作用,这与艾灸能够调节血管舒缩功能、促进机体镇痛物质的释放有关。有后遗神经痛的患者,刺血拔罐的治疗亦尤为重要,以疏通局部经气,达活血化瘀止痛之效。

(2)验案举例:

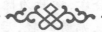

案 1 田某,女,72 岁,2013 年 5 月 24 日就诊。主诉:右侧胸部及背部疼痛伴局部疱疹 1 月余。现病史:1 个月前,患者不明原因出现右侧乳房下及背部不适,灼热、胀痛,至某院皮肤科就诊,诊断不详,给予中药治疗 3 天(具体药物不详),疼痛未见减轻,继则局部出现片状红色丘疹,后转为水疱,疼痛加剧,如火烧火燎,夜间尤甚,遂至某医院就诊,诊断为带状疱疹,给予营养神经、抗病毒、拔罐治疗约20天,灼热、胀痛感未见减轻,遂出院,经人介绍,前来就诊。刻症:患者痛苦面容,右侧乳房下部出现大小不等,疏密不一水疱,疱壁紧张发亮,疱液微黄,右侧背部肩胛区疱疹结痂,皮肤潮红,伴有神经痛,劳累及夜间疼痛加重,前后疱疹未超过躯体前后正中线,纳差,夜寐欠安,大便干,小便黄,舌红苔黄,脉弦数。

诊断:带状疱疹(气滞血瘀型)。

操作方法:①右侧乳房下部疱疹区常规消毒后,毫针沿皮成15°左右角从病变处向中心进行围刺,针距间隔30毫米,针刺深度20毫米,行捻转泻法,中等刺激,留针30分钟。②留针的同时,在皮损后遗疼痛部位进行艾条回旋灸15~20分钟,至皮色微微潮红。③针刺结束后,在右侧乳房下部及背部疱疹区常规消毒,用三棱针在疱疹周围点刺出血,用闪火法在点刺处拔罐,留罐10分钟,令出血5~10毫升。针灸每天1次,5次为1个疗程,其间刺络拔罐隔3天1次。治疗1个疗程后,患者右侧背部疼痛感消失,局部皮肤淡红,伴有痒感,右侧乳房下部疱疹结痂,疼痛明显减轻,夜寐良好,二便调。

案2 左某,男,45岁,2013年8月26日就诊。主诉:右腿疼痛伴散在丘疹1月余。病史:1个月前,患者不明原因出现右腿疼痛,疼痛范围从大腿部延伸至踝关节,约6日后,疼痛加重,痛不可忍,影响行走,且右腿内侧出现大小不等散在疱疹,遂至某医院皮肤科就诊,经专家会诊,诊断为隐性带状疱疹,给予营养神经、抗病毒治疗20余天,痛势减轻,后经人介绍,前来就诊。刻诊:患者痛苦面容,右腿内侧散在多发丘疹,并沿内踝前下方散见到足底,右小腿外侧亦有少量丘疹,疹周皮肤暗红,右腿疼痛,拄拐杖方可行走,纳差,夜寐欠安,二便调,舌红,苔黄腻,脉弦。

西医诊断:带状疱疹;中医诊断:蛇串疮(气滞血瘀型)。

操作方法:①右腿取穴为伏兔、血海、阴陵泉、足三里、三阴交、太冲,直刺,太冲进针15毫米,余穴各进针25毫米,平补平泻,留针30分钟。②针刺结束后,在右腿丘疹处常规消毒,用三棱针在丘疹周围点刺出血,再用闪火法在点刺处拔罐,留罐10分钟,令出血5~10毫升。上述治疗方法中,针刺每天1次,5次为1个疗程,其间刺络拔罐隔3日1次。治疗2个疗程后,患者右腿丘疹数量减少,疹周皮肤颜色变淡,疼痛明显减轻,但还要依靠拐杖方可行走。遂依上法继续治疗。现患者右腿丘疹消失,疼痛不明显,可不依靠拐杖单独行走。

(3)特别提醒:若疱疹处皮损严重,可在患处用2%甲紫液涂擦,防止继发感染。组织病或恶性肿瘤合并本病时,应采取中西医结合综合治疗措施。

21. 如何用透灸治疗湿疹

湿疹是一种过敏性炎症性皮肤病,其特点是皮疹对称分布、多形状皮肤损害、剧烈瘙痒、有渗出倾向、反复发作、易成慢性等。根据病程可分为急性、亚急性、慢性三类。急性期以丘疱疹为主,炎症明显,易渗出;慢性以苔藓样变为主,易反复发作。本病男女老幼皆可发病,以先天禀赋不足者为多,无明显季节性,冬季常复发。

(1)治疗方法:湿疹的治疗以健脾除湿、清热解毒、止痒为主。取穴:曲池、合谷、血海、阴陵泉、足三里、三阴交、太冲。以针刺为主,可配合艾灸。

针刺时,用消毒棉球蘸75%乙醇局部常规消毒后,选用直径0.3毫米的毫针,血海、足三里、阴陵泉、曲池各直刺30~35毫米,三阴交、太冲、合谷各直刺15~25毫米,得气后,行平补平泻手法,留针30分钟。在足三里、血海、曲池进行艾灸,施灸时,将艾条一端点燃,距施灸皮肤约2厘米(尽可能靠近皮肤)。施灸过程中,施术者可将手指置于施灸部位两侧测知患者局部受热的程度,以随时调节施灸距离,时间15~20分钟,每天1次。

艾灸的介入治疗具有消炎止痒、扶助正气的作用,这与艾灸能够提高人体免疫功能,改善血液循环状况,加快局部新陈代谢,将毒邪排出体外有关。

(2)验案举例:

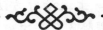

康某,男,63岁,2013年8月3日就诊。主诉:双下肢大面积及双上肢前臂外侧出现剧痒皮疹2年。现病史:2年前患者双下肢外侧逐渐出现大小不等之暗红色丘疹,大如豌豆,小如粟米,瘙痒不适,用手挤压时有少量渗出液并结痂脱屑,未及时治疗,至双小腿大面积、双侧大腿外侧及上肢前臂外侧红色丘疹覆盖,奇痒难忍,夜间搔破渗出黄色血水,染湿衣裤,以致皮肤变厚粗糙不平,有鳞屑。曾在多家医院皮肤专科采用内服、外用药物治疗,并戒除烟酒、辛辣食物,均不见效。症见:目赤口苦,小便黄赤,大便排泄不爽,舌体胖大,苔厚腻微黄,脉弦滑数。

诊断:四肢部湿疹(湿阻热结型)。

治则:健脾除湿,清热解毒,止痒。

取穴:曲池、合谷、血海、阴陵泉、足三里、三阴交、太冲。

操作方法:用消毒棉球蘸75%乙醇局部消毒,选用直径0.3毫米的毫针,血海、足三里、阴陵泉、曲池各直刺40毫米,三阴交直刺25毫米,太冲、合谷各直刺15毫米,得气后行平补平泻手法,留针30分钟,并艾灸足三里、血海、曲池三穴,每穴15~20分钟。翌日复诊,患者大便稀溏,瘙痒感减轻,暗红色丘疹及渗出物减少。用此法治疗5次,渗出物大减,痂皮开始脱落。治疗10次后,四肢部瘙痒症状基本消失,结痂部皮肤色素沉着颜色变浅。配合中药:柴胡12克、白芍9克、白术12克、茯苓12克、陈皮9克、厚朴6克、莱菔子12克、藿香15克、栀子9克、甘草6克。水煎至200毫升,每天1剂,早晚分服。3周后,患者皮肤红疹消失,已无瘙痒,患处皮肤色淡红,饮食、睡眠、二便正常。

(3)特别提醒:①避免自身可能的诱发因素。②避免各种外界刺激,如热水烫洗,过度搔抓、清洗及接触可能的致敏源如皮毛制品等。少接触化学成分用品,如肥皂、洗衣粉、洗洁精等。③避免可能致敏的刺激性食物,如辣椒、浓茶、咖啡、酒类等。④在专业医师指导下用药,切忌乱用药。

22. 如何用透灸治疗肩关节周围炎

肩关节周围炎是一种肩关节周围软组织退行性变,简称"肩周炎"。其症状主要表现为早期单侧肩部酸痛,偶见两侧同时受限,其痛可向颈部和上臂放散,或呈弥散性疼痛。静止痛为本病的特征。本病多发生于 40～60 岁。属于中医学的"痹症"范畴,又有"漏肩风""肩凝症""冻结肩""五十肩"之称。

（1）治疗方法:肩关节周围炎以舒筋通络、行气活血为主,选肩关节局部腧穴如肩髃、肩前、肩贞、阿是穴等,以及阳陵泉、中平穴(足三里下 1 寸),太阴经证者加尺泽、阴陵泉;阳明、少阳经证者加手三里、外关;太阳经证者加后溪、大杼、昆仑;痛在阳明、太阳经者加条口透承山。治疗用针刺法合透灸法(艾箱灸),配合拔火罐。

针刺:患者首先取坐位,针刺穴位常规消毒后,选用直径 0.3 毫米的毫针,针刺健侧中平穴 25～40 毫米,令患者活动患肢 2～3 分钟后取针,令患者侧卧,充分暴露患侧肩关节及针刺部位,肩髃、肩前、肩贞、阿是穴各斜刺 30～35 毫米,要把握好针刺角度和方向,切忌向内深刺;阳陵泉直刺 25～40 毫米;以患者有酸、麻、胀、痛感为度,针刺得气后,用泻法。

透灸法:在针刺的同时,将 6 段长约 3 厘米的艾条一端点燃后,均匀置于艾灸箱中,并将盖子盖上,将艾灸箱放于肩部,艾灸箱上加盖滤烟布,对上述针刺部位进行艾灸。当艾条燃尽,患者感觉不到热度时,将艾灸箱取下,并将针取出。肩部灸后加拔火罐 10 分钟。每天治疗 1 次。

（2）验案举例：

　　田某,男,40岁,工人,2013年8月10日来诊。主诉:右肩关节疼痛1年,加重半个月。现病史:1年前,因感受寒凉,致右肩关节疼痛、筋板,活动受限,时而痛引肘、腕部,每遇阴雨、寒冷天气疼痛加剧。曾服中药与药酒,均未取效。近半个月来,上诉症状加重,遂来就诊。刻诊:右肩臂抬举、伸屈、后展均不利。纳可,夜寐安,二便调,舌质淡,苔薄白,脉浮紧。查体:右肩关节轻度僵直,手臂上举、前伸、外旋、后伸等动作均受限制,在右肩关节周围触及压痛点。X线片示:未见异常变化。

　　诊断:肩周炎(风寒型)。

　　治则:祛风散寒,疏经通络。

　　取穴:肩髃、肩前、肩贞、阿是穴、阳陵泉、中平穴(足三里下1寸)、风池、外关。

　　操作方法:用消毒棉球蘸75%乙醇局部消毒,选用直径0.3毫米的毫针,直刺患者左腿中平穴30毫米,令患者活动右肩关节2分钟后取针;患者侧卧,暴露右肩关节及针刺部位,常规局部消毒后,肩髃、肩前、肩贞、阿是穴各直刺30毫米,阳陵泉直刺35毫米,风池应向鼻尖方向刺入20毫米,外关直刺20毫米;针刺同时用透灸法透灸患侧肩关节,时间约40分钟。待艾灸箱温度降低,患者不感到热时取下艾灸箱给患者起针。加拔火罐10分钟。每天1次,治疗5天后,患者感肩部疼痛明显减轻。共治疗10次,患者肩部疼痛消失,活动灵便。6个月后随访,病情未再复发。

　　（3）特别提醒:在治疗肩周炎的同时,可配合功能锻炼,如手指爬墙锻炼,面墙而立,两脚开立与肩同宽,用手指爬墙,自下而上,直至手指能达到的最大高度为止,每次如此反复5～10遍;注意肩部的保暖,避免受凉、劳累和精神紧张,多做热敷;饮食以清淡为主,避免摄入刺激性的如辣椒、醋,油煎和油炸食物,鱼、虾等"发物",尤其是在炎症期。

23. 如何用透灸治疗急性踝关节扭伤

急性踝关节扭伤是指踝关节软组织韧带损伤而引起的踝关节肿胀、疼痛,甚至活动受限的一种临床常见病症。踝关节是人体在运动中首先与地面接触的主要负重关节,也是日常生活和体育运动中较易受损伤的关节之一。踝关节的损伤多是由于走路时踏空或者腾空后足跖屈落地,足部受力不均,导致踝关节过度内翻或者外翻而造成。本病可发生在任何年龄段,尤以青壮年多见。急性踝关节扭伤中医称为"踝缝伤筋",本病病位在踝部筋络,基本病机是筋络不通。

(1)治疗方法:急性踝关节扭伤治以舒筋活络、消肿止痛为主。选穴以局部腧穴申脉、丘墟及阿是穴为主,急性期(24 小时内)以针刺与放血为主,急性期过后可以加用艾灸,以促进瘀血的消散。血肿较大者可配合刺络放血及艾灸,以祛瘀生新。

针刺:治疗时患者取俯卧位,充分暴露患部,选用直径 0.3 毫米的毫针,先取后溪穴,进针深度 20 毫米左右,患者有酸、麻、胀、痛感,针刺得气后用泻法,在行针的同时嘱咐患者缓慢活动踝关节数次后出针;然后取患部的申脉、丘墟各直刺 10~20 毫米;再根据血肿的大小,在阿是穴上、下、左、右各浅刺 1 针。

刺络放血:损伤 24 小时后,以三棱针在阿是穴处点刺,之后加拔气罐,促进瘀血的消散。

透灸:主要使用艾条透灸法,施灸时,将一根艾条点燃后,对准患处,距离 2~3 厘米,反复地旋转施灸 20~30 分钟,至皮肤红晕为度。艾灸主要在疾病后期使用。

（2）验案举例：

　　黄某,男,22 岁,学生,2013 年 8 月 26 日来诊。主诉:右侧踝关节疼痛肿胀伴活动障碍 1 天。现病史:1 天前,患者在打球过程中右踝不慎扭伤,随即出现疼痛肿胀。患者自行用凉水冲洗冷敷,并使用云南白药喷雾剂喷洒涂抹,疼痛肿胀未见减轻,前来就诊。刻诊:右踝关节肿胀疼痛,活动障碍,右踝皮肤稍暗,余未见不适,纳可,眠差,二便调。X 线检查示:右踝关节诸骨未见明显骨折及脱位现象,右足部软组织肿胀明显。

　　诊断:急性踝关节扭伤。

　　治则:舒筋活络,消肿止痛。

　　取穴:后溪、患侧申脉、丘墟及阿是穴。

　　操作方法:用 75% 的乙醇棉球局部消毒后,选用直径0.3 毫米的毫针,患部申脉、丘墟各直刺 15 毫米,阿是穴及其上、下、左、右各直刺 10 毫米,每天 1 次。

　　针刺结束后,用 75% 的乙醇棉球在踝关节阿是穴处消毒,用三棱针快速散刺 3～5 下,并迅速拔上真空抽气罐,留罐 10 分钟。起罐后,用 75% 的乙醇棉球清理完血迹。

　　经过 5 次针刺治疗及 2 次刺络放血后,患者疼痛减轻,肿胀基本消退。治疗期间嘱患者卧床休息,避免加重损伤。

　　1 周治疗结束后,患者右踝仍有部分肿胀,嘱患者每日艾灸20～30 分钟,以促进瘀血的消散,并防止创伤性关节炎的形成。

　　2013 年 9 月 18 日复诊,患者右踝肿胀、疼痛消失,活动尚可。嘱患者多休息,尽量避免过多活动踝关节,以免造成二次损伤。

　　（3）特别提醒:针灸治疗急性踝关节扭伤有很好的止痛消肿作用,针灸的疗效与踝关节的损伤程度和损伤类型密切相关。当踝关节扭伤属轻度或者仅有韧带的部分损伤,急性期先用冷敷,减少血肿,然后再用针灸治疗,一般可以迅速地消肿止痛,半个月左右基本痊愈。但是如果韧带损伤比较严重,尤其是韧带完全断裂或关节脱位者,需要手术、**手法复位**和石膏固定。术后,踝关节处于康复期,针灸则可以加快疾病的恢复。

24. 如何用透灸治疗落枕

落枕是指急性单纯性颈项强痛、活动受限的一种病症,多起于睡眠后,无明显外伤史,系颈部伤筋。轻者4~5天自愈,重者可延数周不愈;如果频繁发作,常常是颈椎病的反应。

(1)治疗方法:落枕治以舒筋活络、活血止痛为主。取阿是穴、肩井、风池,颈项部恶寒怕冷者加风府;肩部疼痛者加肩髃、外关。用透灸法(艾条灸),配合针刺、刺络放血。

施灸时,将艾条一端点燃,距施灸皮肤约2厘米(尽可能靠近皮肤)。施灸过程中,施术者可将手指置于施灸部位两侧测知患者局部的受热程度,随时调节施灸距离,以皮肤潮红为度,再灸下一个穴位。每次灸3~5穴,时间30~50分钟。

透灸风池时,选取艾条温和灸,患者自觉温热感随着灸量的增加向颅内传导;透灸肩井时,患者自觉随着灸量的增加,温热感传至上肢;灸阿是穴,可根据不同的位置选取不同的灸法,以温和灸为主,灸至患者有局部舒适感或酸胀、向四周传导等得气感为止。

艾灸治疗落枕具有良好的效果,这与艾灸能够温经散寒、疏通经脉有关。对落枕的患者,艾灸可在整体上调整阴阳,温通经脉,改善局部血液循环,从而达到治疗作用,对落枕的康复治疗尤为重要。艾灸治疗落枕时,一般选取局部腧穴如阿是穴、风池等和项背部腧穴透灸即可缓解,但施灸过程中不以时间为标准,而以灸后患者的感觉和机体的反应为标准,这种方法热力可以透达深部组织,无痛苦,疗效好。

（2）验案举例：

> 王某,女,35 岁,职员,2013 年 10 月 21 日来诊。主诉:晨起突觉颈项强痛,持续 1 天。现病史:患者素来体健,今天晨起突觉颈项强痛,颈部恶寒,活动受限,遂来就诊。刻诊:右侧颈项强痛,头向右侧倾斜,项背牵拉痛,不能俯仰转侧,舌苔白,脉浮紧。查体:局部肌肉痉挛,压痛明显,但无红肿。
>
> 诊断:落枕(风寒袭络型)。
>
> 治则:温经散寒,舒筋活络。
>
> 取穴:外劳宫、阿是穴、肩井、风池、合谷。
>
> 操作方法:用75%的乙醇棉球局部消毒,选用直径0.3毫米的毫针,肩井穴直刺15毫米;外劳宫、合谷各直刺20毫米,针刺时需强刺激,并令患者配合颈项部运动;阿是穴直刺15毫米;风池向鼻尖方向斜刺20毫米;同时配合透灸法透灸患侧颈项部。以上穴位施温和灸,以有温热感为宜,待患者对热量耐受时再逐步移近距离,灸至患者自觉温热感向内传导,具有局部舒适感及颈部温热甚至汗出为止。
>
> 透灸结束后,在颈项部疼痛处拔火罐,留罐10分钟,起罐后,见到紫红色罐斑,治疗3天后患者自述疼痛症状消失。
>
> 2013 年 10 月 25 日复诊,患者自述已无颈项强直,颈部活动自如,1 个月后随访,未复发。

（3）特别提醒:①消除或减少促发因素,避免过度疲劳。②注意保持正确的睡眠姿势,枕头高低适中,枕于颈项部。③避免风寒等外邪的侵袭。④平日适当锻炼。

25. 如何用透灸治疗腱鞘炎

腱鞘炎是临床常见病,女性患者多见,多有外伤史和关节的慢性劳损史。腱鞘多位于手足部的关节附近、肌肉长腱的周围。由于这些部位活动频繁,损伤机会多,长期的摩擦、慢性劳损或寒冷等刺激,可使肌腱与腱鞘发生无菌性炎性反应,局部出现渗出、水肿。中医称之为痹症。

(1)治疗方法:腱鞘炎的治疗早期以活血化瘀、疏经通络为主,选穴以局部阿是穴为主,治疗用透灸法(艾条灸),可配合针刺、刺络放血法等。晚期以益气活血、疏经通络为主,选穴除局部阿是穴外,尚可配合阳陵泉、足三里、养老等穴,治疗用透灸法(艾条灸)。

施灸时,将艾条一端点燃,距施灸皮肤约2厘米(尽可能靠近皮肤)。施灸过程中,施术者可将手指置于施灸部位两侧测知患者局部的受热程度,以随时调节施灸距离。施灸时先在选定的穴位周围寻找有效点,当患者有渗透、舒适、传导的感觉时,固定在该点施灸,直至出现灼烫的感觉,再灸下一个穴位。每次灸3～5穴,以皮肤潮红为度,时间30～50分钟。

透灸阿是穴时,选取艾条温和灸,使患者自觉温热感随着灸量的增加而增加,并向深层传导,以不灼伤组织为度。阳陵泉和足三里在针刺得气的基础上透灸,使患者自觉温热感及酸胀等得气感向四周扩散或循经传导。养老穴选取艾条温和灸,使患者自觉该处温热感并向患处传导。

艾灸具有活血化瘀、温经止痛、益气的作用,这与艾灸能够调节血管舒缩功能、促进机体镇痛物质的释放有关。对反复发作,迁延难愈的患者,后期的艾灸治疗尤为重要,可在整体上调节机体阴阳气血的平衡,从而达到治疗作用,对于腱鞘炎的康复具有重要意义。艾灸治疗腱鞘炎,一般选取局部阿是穴透灸即可缓解,但施灸过程中不以时间为标准,而以灸后患者的感觉和机体的反应为标准。这种方法热力可以透过深部组织,无痛苦,疗效好。对急性发作或有外伤史的患者应行X线或MRI检查以明确有无骨折或肌腱断裂,从而选择恰当的治疗方法,以免耽误病情。

（2）验案举例：

丁某,女,30 岁,家庭主妇,2012 年 11 月 1 日来诊。主诉:右侧桡骨茎突处疼痛 4 天。现病史:4 天前患者织毛衣后出现右侧桡骨茎突处疼痛,拇指外展时疼痛加重,自行贴伤风止痛膏后未缓解,遂来就诊。刻诊:患者右侧桡骨茎突处疼痛,活动受限,局部红肿,纳可,夜寐安,二便调。舌质淡紫,苔薄白,脉弦细。查体:右侧桡骨茎突处压痛明显,皮温升高,拇指伸展活动受限,伸展抗阻试验阳性,拇指屈收试验阳性。

诊断:桡骨茎突部狭窄性腱鞘炎(瘀血阻络型)。

治则:活血化瘀,通络止痛。

取穴:阿是穴、阳溪、阳池。

操作方法:用消毒棉球蘸 75% 乙醇局部消毒,选用直径为 0.3 毫米的毫针,在阿是穴、阳溪、阳池处各直刺 25 毫米。采用透灸法灸这三个穴位,以自觉有温热感为宜,灸至患者自觉温热感向深层组织、拇指基底部及掌心传导为止。

透灸结束以后,用三棱针快速在患病处散刺 3～5 次,并迅速拔上火罐,留罐 10 分钟。起罐后,用 75% 的乙醇棉球清理完血迹。连续治疗 4 天后,患者局部疼痛、红肿减轻,活动受限较前有明显改善。2012 年 12 月 1 日复诊,患者自诉右侧桡骨茎突处疼痛明显减轻,红肿消失,但劳累后该处仍有疼痛感,继上法施治 5 天后,上述症状皆消失。3 个月后随访未再复发。

（3）特别提醒:①操作时要注意严格消毒,防止感染。②消除或减少促发因素,用适宜方法将患肢固定于放松位置,以使患处得到充分休息。③治疗期间及治愈后 1 个月内应注意局部的保暖,避免寒湿的侵入。④应在医生的指导下用药,避免滥用镇静止痛药等。

26. 如何用透灸治疗腕管综合征

腕管综合征的主要病变在腕部掌侧,常累及拇指、食指及中指,症状为单侧或双侧间歇性或经常性麻木,感觉异常(刺痛)、僵硬、无力或感觉缺失,夜间尤为明显,疼痛可放射至臂及肩部。主要由于颈及上肢的正中神经纵向滑动受限所致。腕管综合征在成人中任何年龄均可发病,但大多在40~60岁,女性比男性多约5倍。中医认为该病为痹症。

(1)治疗方法:腕管综合征治以活血止痛、通络散结为主。选取患侧大陵、阳池、阳谷、经渠、外关透内关。治疗以针刺配合透灸法。

治疗时患者取坐位或仰卧位,手腕自然屈曲。手指发麻者加曲池、合谷;手背红肿者加中渚、液门;夜寐不安者加神门、三阴交;大鱼际萎缩者加鱼际。

针刺:选用直径0.3毫米的毫针,针刺部位常规消毒,进针20~25毫米,提插捻转至有酸、麻、胀感,留针30分钟,每天1次,10次为1个疗程。

透灸法:取艾条一根点燃,施灸时,将艾条一端点燃,距施灸皮肤约2厘米(尽可能靠近皮肤)。施灸过程中,施术者可将手指置于施灸部位两侧测知患者局部受热程度,以随时调节施灸距离。施灸时先在选定的穴位周围寻找嗜热点,当患者有渗透、舒适、传导的感觉时,固定在该点施灸,直至出现灼烫的感觉,再灸下一个穴位。每次灸3~5穴,以皮肤潮红为度,时间30~50分钟。

(2)验案举例:

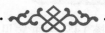

徐某,女,43岁,2014年4月12日来诊。主诉:右腕关节疼痛半年,加重伴肿胀1周。现病史:患者半年前无明显诱因出现拇、食指感觉异常,右腕关节周围肿胀压痛,活动受限。到当地诊所治疗,症状缓解,后间断出现握拳无力,拇、食指时有麻木,一周前症状加重,遂来就诊。刻诊:拇、食、中指麻木、刺痛,或呈烧灼样痛,患手握力减弱,劳累后、入睡前症状加重,右腕关节周围肿胀压痛,活动受限,伸、屈腕时疼痛加重,纳可,眠差,二便调。

诊断:腕管综合征。

治则:活血止痛,通络散结。

取穴:大陵、阳池、阳谷、经渠、外关透内关、曲池、合谷、液门透中渚。

操作方法:选用直径0.3毫米的毫针,针刺部位常规消毒,外关透内关,液门透中渚进针25毫米,提插捻转至有酸、麻、胀感,余穴各进针20毫米,留针30分钟,每天1次,10次为1个疗程。针刺同时点燃一根艾条,对肿胀部位施温和灸,以有温热感为宜,待患者对热量耐受时再逐步移近距离,灸至患者自觉温热感向上传导为宜,每次透灸40分钟。

用上法治疗3次,即见疗效,肿痛及伸、屈腕时疼痛减轻。治疗10次后,肿痛基本消失,握拳有力,手指无麻木。改为隔天针灸1次,7次后诸证皆除,半年后随访,手指麻痛未复发,腕关节活动功能正常,进行日常工作无不适感。

(3)特别提醒:①防止过多使用拇指,用力做捏、推动作太久。②避免手指抓取重物。③多吃蔬菜、水果。④用温水洗手,适量活动手指,并自行按摩。

27. 如何用透灸治疗面肌痉挛

面肌痉挛(或面肌抽搐)是一种常见顽固性疾病,以一侧面肌阵发性、不规则、不自主的抽搐为特征,常起于下眼睑的眼轮匝肌间歇抽搐,通常情况下仅限于一侧面部,因而又称半面痉挛,偶尔见于两侧,逐渐向下部肌肉扩展,严重者波及口角,直至扩展至整个面肌强烈痉挛,包括颈阔肌。晚期导致同侧面部肌肉麻痹。

(1)治疗方法:面肌痉挛的形成原因大致可分两类,即外因与内因。外因主要与邪风壅阻脉络有关;内因则与肝风、心火、脾湿、肾亏、气血亏虚、筋脉肌肉失养等有关。

治疗以舒筋通络、熄风止搐为主,治疗时采用针刺配合透灸法,选穴取患侧攒竹、四白、颧髎、下关、地仓、颊车、太阳、翳风、合谷。

治疗时患者取仰卧位,主穴:患侧攒竹、四白、颧髎、下关、地仓、颊车、太阳、翳风、合谷。风寒型加刺风池;气血两亏型加刺关元、足三里;肝肾阴虚型加刺太溪、太冲;脾虚湿重型加刺地机、章门;肾阳不足型加刺命门、肾俞;痰火内盛型加刺丰隆、外关。

针刺:常规消毒后,选用直径为 0.3 毫米的毫针,进针 20 ~ 25 毫米,平补平泻法,得气后留针 30 分钟,每天 1 次。

透灸法:针刺后,将艾条一端点燃,在针刺穴位处,距皮肤 2 厘米施悬起灸,时间 30 分钟,每天 1 次。

(2)验案举例:

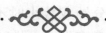

张某,女,42 岁,2012 年 6 月 10 日来诊。主诉:左侧面肌阵发性、不规则性抽搐 1 年,加重 1 个月。现病史:2 年前,患者患周围性面神经麻痹,经西医治疗 4 个月痊愈后,偶出现面部肌肉抽搐,伴腰膝酸软、头晕耳鸣、视物昏花、月经不调症状,于当地社区门诊就诊,曾服用卡马西平等西药治疗,症状减轻,但病情反复,近 1 个月来,面肌抽搐症状加重,遂来就诊。刻诊:患者说话时面肌抽搐加重,平静时减轻,纳可,夜寐安,二便调,舌红少苔,脉弦细数。查体:头颅 MRI 未见异常,肌电图检查可见肌纤维震颤波。

诊断:面肌痉挛(肝肾亏虚型)。

治则:平补肝肾,熄风止痉。

取穴:患侧攒竹、四白、颧髎、下关、地仓、颊车、太阳、翳风、合谷、太溪、太冲。

操作方法:用消毒棉球蘸 75% 乙醇局部消毒,选用直径 0.3 毫米的毫针,攒竹向眉中平刺 25 毫米,四白、颧髎、下关、地仓、颊车、太阳、翳风、合谷、太溪、太冲各直刺 20 ~ 25 毫米,平补平泻手法,得气后留针 30 分钟;同时采用透灸法灸面部针刺穴位,每天 1 次,经治疗 20 次,面肌痉挛逐渐减轻而愈,随访 3 年未复发。

(3)特别提醒:①本病病程长,反复发作,易影响日常生活,因而患者易产生焦虑、紧张、自卑等心理。要鼓励患者保持乐观的态度，消除紧张不良情绪，树立治病的信心，积极配合治疗。②生活有规律，劳逸结合，避免过度劳累。③保持良好情绪，避免精神紧张、焦虑、烦躁等不良情绪。④注重面部的保暖，避免面部吹风。

28. 如何用透灸治疗雷诺病

雷诺病又称肢端动脉痉挛症，临床表现为阵发性四肢远端对称性的间歇苍白，逐渐转为发绀，伴有冰冷、疼痛、麻木，继而潮红变暖、恢复正常为特点，持续数分钟或数小时不等，严重者可致肢端坏疽。中医属于"厥证"范畴，本病多发于女性，年龄在 20～30 岁，寒冷地区和寒冷季节好发。

（1）治疗方法：雷诺病治以温补脾肾、疏经通络为主。选穴以局部取穴（八风、八邪等），腰部腧穴（肾俞、气海俞、大肠俞、腰阳关、命门等）为主，治疗用针刺加透灸法，并配合指端点刺放血。

针刺：用直径 0.3 毫米的毫针，手部取穴选用 25 毫米的毫针，腰背穴可选用 40 毫米的毫针，针刺深度以患者局部有酸、麻、胀、痛即可。

透灸法：以艾灸箱灸四肢患处为主，施灸时，将一根艾条平均分成 6 段，点燃后均匀放入艾灸箱中，将艾灸箱放置在患者四肢患处，并将盖子盖上，艾灸箱上加盖滤烟布；当艾条燃尽，患者感觉不到热度时，将艾灸箱取下，并将针取出。

（2）验案举例：

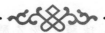

　　王某，男，58 岁，于 2014 年 2 月 13 日就诊。主诉：双手双足发凉，潮红肿胀 2 年，加重半个月。现病史：2 年前患者无明显诱因出现双手双足苍白发凉、麻木疼痛；局部皮肤先苍白，后青紫，继而潮红肿胀，几分钟后可自行缓解，遇冷水及寒凉之物随即发作。近半个月发作次数增多，程度加重，曾在家中用艾叶水泡手症状可缓解,未治愈,舌暗苔白,脉沉迟。

查体:双手双足发凉,潮红肿胀,双手握力减弱,面色不华,腰膝酸困,畏寒喜暖,纳可,眠可,冷水激发试验阳性。

诊断:雷诺病(肾阳虚型)。

治则:温肾阳,通四关,舒经活络。

取穴:曲池、合谷、中渚、八邪、足三里、太溪、太冲、八风、大肠俞、气海俞、肾俞、腰阳关、命门。

操作方法:针刺穴位常规消毒后,选用直径0.3毫米的毫针,中渚、八邪、合谷、太溪、太冲、八风各直刺25毫米;曲池、足三里、大肠俞、气海俞、肾俞、腰阳关、命门各直刺35毫米,留针30分钟。2次治疗后,手指肿胀减轻;取患者双手指尖点刺放血,之后患者感觉手部温度升高,颜色变浅;第3天,在针刺时,将3段长约3厘米的艾条一端点燃,均匀置于艾灸箱中,将艾灸箱放于患者双手上方进行施灸,施灸40分钟,使艾灸温热感向组织渗透。经过透灸后,患者双手颜色好转,肿胀减轻;治疗7次后,患者双手发凉现象改善,肿胀消失,双手颜色恢复如常,皮肤润泽有光,握力增强。

(3)特别提醒:①避免寒冷刺激,勿过劳及长期接触冷水,保持手足温暖干燥。②防止情绪激动、紧张和手足部创伤。③戒烟、戒酒。④有明显职业原因的患者,如常使用链锯或气钻等震动性工具的人,应调换工作或工种。⑤禁用血管收缩药物。⑥治疗好转的患者,每年冬天可预防性治疗1个疗程,以达到治愈的目的。

29. 如何用透灸治疗阴囊湿疹

阴囊湿疹是湿疹中最常见的一种类型,局限于阴囊皮肤,有时延及肛门周围,少数可延至阴茎,是男子常见的性器官皮肤病,不是性传播性疾病。此病瘙痒剧烈,皮疹呈多形性变,容易复发,与人们从事的职业、居住的环境有密切关系。现代医学将其分为急性、慢性、亚急性三种。中医学又称为"绣球风""肾囊风"。

（1）治疗方法：阴囊湿疹治以疏肝清热、健脾化湿、止痒为主。取穴选足太阴经穴及足厥阴经穴，如阴陵泉、血海、足三里、三阴交、太冲等，治疗时以针刺为主，可以配合透灸法（艾条灸）。

治疗时患者取仰卧位，充分暴露下肢及针刺部位。主穴取双侧阴陵泉、血海、足三里、三阴交、太冲，风热湿阻型配外关、风池；湿热毒盛型配阳陵泉、大椎；脾虚湿困型配脾俞、中脘。

针刺：选用直径为0.3毫米的毫针，阴陵泉、血海、足三里、三阴交各直刺25～40毫米，太冲直刺12毫米，针刺得气后用泻法或者平补平泻法。

透灸法：用艾条透灸法，施灸时，暴露施术穴位，施术者持点燃的艾条，距施灸皮肤约2厘米（尽可能靠近皮肤）。施灸过程中，施术者根据患者的反应调节施灸距离，患者可有渗透、舒适、传导的感觉。同法施灸下一个穴位，每个穴位10～15分钟。

艾灸的介入治疗具有消炎止痒、扶助正气的作用，这与艾灸能够提高人体免疫机能、改善血液循环状况、加快局部新陈代谢、将毒邪排出体外有关。

（2）验案举例：

　　某男，48岁，2011年4月4日来诊。主诉：阴囊潮湿、瘙痒5天。现病史：5天前无明显诱因出现阴囊潮湿，伴有瘙痒，未及时治疗，后症状逐渐加重，夜间尤甚，瘙痒难忍，彻夜难眠，严重影响工作、生活。刻诊：阴囊潮湿黏腻，奇痒难忍，坐卧不安，夜间搔破渗出血水，染红内裤，目赤口苦，小便黄赤，大便排泄不爽；舌体胖大，苔厚腻微黄，脉弦滑数。

　　诊断：阴囊湿疹（肝胆湿热型）。

　　治则：疏肝清热，健脾化湿，止痒。

　　取穴：血海、阴陵泉、蠡沟、三阴交、太冲。

　　操作方法：用消毒棉球蘸75%乙醇局部消毒，选用直径0.3毫米的毫针，血海、阴陵泉各直刺40毫米，蠡沟、三阴交各直刺

25 毫米,太冲直刺 15 毫米,得气后行平补平泻手法,留针 30 分钟。同时采用透灸法灸三阴交、血海、阴陵泉等穴,施以温和灸,每个穴位 10 ~ 15 分钟,以有温热感为宜,待患者对热量耐受时再逐步移近距离,灸至患者自觉温热感向内传导,具有局部舒适感及整条腿温热甚至汗出为止。翌日复诊,阴囊瘙痒感减轻,血水样渗出物减少;用此法治疗 5 次,渗出物大减;治疗 8 次后,阴囊潮湿、瘙痒等症状消失。6 个月后随访,未再复发。

(3)特别提醒:①避免自身可能的诱发因素。②避免各种外界刺激,如热水烫洗,过度搔抓及可能的过敏原如皮毛制品等,少接触化学成分用品,如肥皂、洗衣粉、洗洁精等。③避免可能致敏和刺激性食物,如辣椒、浓茶、咖啡、酒类。④选择通风透气性和散热好的内裤,如不要穿过紧的内裤。及时换洗内裤,尤其是运动后要及时清洁换洗内裤。⑤在专业医师指导下用药,切忌乱用药。

30. 如何用透灸治疗不孕症

不孕症指育龄妇女,未采取任何避孕措施,配偶生殖功能正常,婚后性生活正常,同居 2 年以上而未怀孕者;或曾有过生育或流产,而又 2 年以上未怀孕者。前者称原发性不孕,后者为继发性不孕。原发不孕为从未受孕;继发不孕为曾经怀孕以后又不孕。根据这种严格的定义,不孕是一种常见的问题,影响到至少 10% ~ 15% 的育龄夫妇。

(1)治疗方法:实证以温通胞脉、行瘀通络为主。取穴:肝俞、归来、子宫、丰隆、三阴交等;虚证以补益肝肾、温通胞脉为主。取穴:关元、气海、归来、子宫、肾俞、三阴交等。治疗用透灸法,配合针刺。

针刺:选用直径为 0.3 毫米的毫针,丰隆、三阴交直刺进针各 30 ~ 40 毫米,关元、气海、归来、子宫、肝俞、肾俞各直刺 20 ~ 30 毫米,针刺得气后用泻法或者平补平泻法。

透灸法:施灸时,根据施灸穴位,采取仰卧位或俯卧位,施灸时暴露施术穴位,施术者手拿艾条悬灸,将艾条一端点燃,距施灸皮肤约 2

厘米(尽可能靠近皮肤)。施灸过程中,施术者根据患者的反应随时调节施灸距离,患者可有渗透、舒适、传导的感觉。同法施灸下一个穴位,每个穴位 10 ~ 15 分钟,每次选取 3 ~ 4 个穴位。

背部和腹部腧穴可选取艾箱透灸法艾灸,操作时,将一根艾条平均分为 6 段,点燃后,2 排 3 列均匀置于艾灸箱中,将艾灸箱放于腹部或背部腧穴所在部位施灸,施灸约 60 分钟,每天 1 次,15 次为 1 个疗程。施灸过程中,患者可感觉全身发热;要根据患者的感受,灵活调整施灸的量,既要达到透灸的效果也不至于烫伤患者。

(2)验案举例:

肖某,女,28 岁,公司职员,2014 年 3 月 20 日来诊。主诉:不孕 3 年余。现病史:患者结婚 3 年不孕,有正常性生活,未采取避孕措施且男方检查健康,3 年前有过流产史,2013 年 12 月 26 日患者做 B 超示:左侧卵巢呈囊性(52 毫米×43 毫米×36 毫米),曾服桂枝茯苓丸等中成药治疗,效果不明显,遂来就诊。刻诊:少腹冷痛,月经先后不定,量少,行经腹痛,有血块,经前乳胀,烦躁易怒,纳可,眠一般,舌质暗,苔白厚,脉弦。

诊断:不孕症(肝郁痰凝型)。

治则:温通经脉,行气化瘀,涤痰散结。

取穴:关元、中极、归来、足三里、阴陵泉、三阴交、太冲。

操作方法:用 75% 的乙醇棉球局部消毒,选用直径为 0.3 毫米的毫针,关元、中极、归来各直刺 25 毫米,足三里、阴陵泉各直刺 35 毫米,太冲直刺 15 毫米。同时配合艾灸箱透灸腹部,取 6 段长约 3 厘米的艾条,点燃两端后,均匀摆放在艾灸箱中,盖板留宽约 0.5 厘米的缝隙,使空气流通,艾条充分燃烧,上盖滤烟布,时间约 40 分钟,灸至腹部皮肤微微汗出、潮红花斑为度,每天 1 次,10 次为 1 个疗程。治疗 5 个疗程后,患者自感腹部温暖,月经量可,经前乳胀减轻,经行无腹痛,腹部 B 超示:左侧卵巢呈囊性(47 厘米×39 厘米×33 毫米)。又治疗 7 个疗程后,患者告知怀孕喜讯,精神大好,遂结束治疗。

（3）特别提醒：引起不孕的原因很多，男女双方皆应查明原因，以便针对性治疗。艾灸主要对神经内分泌功能失调性不孕效果明显。治疗期间患者平时应注意调节心情，节欲，掌握排卵日期，以利于受孕。对长期治疗效果不明显、女方年龄大、不孕年限长的，应及时采用针刺、中药及辅助生殖技术等综合疗法。

遗精是指在没有性生活时而精液遗泄的病症。按照遗精发生时间，分为梦遗和滑精，梦遗多发生于睡眠做梦过程中，多因相火妄动，其证属实；无梦或清醒时精液自行流出叫滑精，其证属虚，多为肾虚，精关不固所致。

（1）治疗方法：遗精以培补肾精、固摄止遗为主。以关元、志室、三阴交为主穴，心肾不交者加心俞、肾俞；湿热下注者配阴陵泉；肾精亏损者加太溪；失眠加神门、内关。操作：用艾灸箱透灸法或艾条透灸法。施灸时，患者取仰卧位，暴露施术穴位，施术者手拿艾条悬灸，每次 3 ~ 5 穴，每穴 10 ~ 15 分钟，每天 1 次，5 次为 1 个疗程。艾灸箱透灸法操作时，将一根艾条平均分为 6 段，点燃后，2 排 3 列均匀置于艾灸箱中，将艾灸箱放于少腹部穴位所在部位进行施灸，施灸约 60 分钟，每天 1 次，5 次为 1 个疗程。施灸后，患者可觉全身发热，精力充沛。

（2）验案举例：

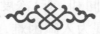

　　某男，23 岁，2012 年 5 月 6 日来诊。主诉：遗精，头部晕昏 2 年。现病史：18 岁开始手淫，2 年前出现头部昏沉，全身乏力，遗精，未及时治疗，后症状逐渐加重，每周遗精 3 ~ 4 次，至某医院就诊，服用六味地黄丸 2 个月，未见好转，严重影响工作、生活，前来就诊。刻诊：遗精频作，头部晕昏，面色少华，乏力，怕冷，易感冒，腰膝酸软，舌淡，苔薄白，脉沉细无力。

　　诊断：遗精（肾虚不固型）。

　　治则：益气养血，补虚固本。

取穴:关元、气海、三阴交、肾俞、太溪。

操作方法:用消毒棉球蘸75%乙醇局部消毒,选用直径为0.3毫米的毫针,气海、关元、三阴交各直刺30毫米,肾俞、太溪各直刺20毫米,得气后行补法,留针30分钟,每10分钟行针1次。嘱患者回家后采用艾条透灸法悬灸气海、关元穴,每个穴位40分钟,以有温热感向深部透达,腰间发热为度,每天1次,1个月为1个疗程,中间休息4天。1个疗程后复诊,患者怕冷感减轻,腰膝酸软感好转,遗精次数变成每周2~3次。2个疗程后复诊,头部昏沉症状好转,已不怕冷,因工作原因要去外地,嘱其平时继续自行进行艾灸治疗。半年后患者来复诊,红光满面,上述症状基本消失,已不再遗精,询问有什么注意事项,嘱其按时起居,不定时透灸上述穴位,不适随诊。

(3)特别提醒:治疗的同时,应对患者进行心理疏导,使患者克服心理负担,也应对患者进行健康教育,使患者养成良好的生活习惯,合理膳食、按时睡觉,坚持体育锻炼等。

32. 如何用透灸治疗失眠

失眠,古称"不寐",是指以经常不能获得正常睡眠为特征的一类病症。主要表现为睡眠时间和(或)深度的不足以及不能消除疲劳、恢复体力与精力,轻者表现为入睡困难,或睡而不酣,时睡时醒,或醒后不能复睡,重者表现为彻底不眠。

(1)治疗方法:失眠治疗以宁心安神、清心除烦为主;取穴以内关、百会、四神聪、神门、安眠为主。治疗用针刺配合透灸法。

针刺:选用直径为0.3毫米的毫针,百会、四神聪由前向后各平刺15~20毫米,内关、神门、安眠各针刺15~20毫米,针刺深度以患者局部有酸、麻、胀、痛即可。心脾两虚者加心俞、脾俞;心胆气虚者加心俞、胆俞;阴虚火旺者加太溪、太冲;痰热内扰者加中脘、丰隆。

透灸法:百会、四神聪选用艾条透灸法。施灸时,患者取坐位或仰卧位,暴露施术穴位,施术者一手拨开穴位处的皮肤,另一手拿点燃的艾条在穴位上方施灸,每穴 10～15 分钟,每天 1 次,距离适中,以患者感觉微微发热为度,施灸过程中,患者可有热感向头内部渗达,多数患者在艾灸施治过程中可睡着。

（2）验案举例:

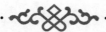

张某,男,50 岁,2015 年 4 月 23 日来诊。主诉:失眠 1 年。现病史:患者 1 年前因家庭因素等压力过大后,出现入睡困难,胆怯易惊,甚至彻夜难以入睡,到某医院就诊,头颅 CT 示:正常,诊断为抑郁症,经多方治疗未见明显疗效,遂来就诊。刻诊:患者彻夜难以入睡,胆怯易惊,倦怠乏力,舌质淡,脉弦细,平素靠安定片(地西泮 1 片,每天睡觉前 1 次)维持睡眠。

诊断:失眠(心虚胆怯型)。

治则:益气镇惊,安神安志。

取穴:百会、四神聪、神门、内关、阳陵泉、阴陵泉、三阴交、申脉、照海、太冲。

操作方法:针刺穴位常规消毒后,选用直径为 0.3 毫米的毫针,百会、四神聪各向后平刺 10 毫米,神门、内关、申脉、照海、太冲各直刺 12 毫米,阳陵泉、阴陵泉、三阴交各直刺 35 毫米,留针 30 分钟,15 分钟行针 1 次,针刺的同时在百会、四神聪处用艾条透灸,每天 1 次,5 天为 1 个疗程;第 3 天复诊,患者入睡困难症状有改善,有时可以睡 5 小时,白天头部昏沉症状缓解,精神较以前良好。1 个疗程后复诊,患者诉入睡困难症状减轻,头部昏沉感好转,每天可以维持 5 小时的睡眠量,白天精神可,已逐渐减少安定的服用量。2 个疗程后复诊,患者入睡可,易惊症状改善,头部昏沉症状好转,近 2 天没有服用安定已可以入睡。3 个疗程后复诊,患者已停用安定片,夜间睡眠可,患者精神状态良好,诸证皆除。

（3）特别提醒:针灸治疗失眠效果显著,可避免因服用安定等药物造成的不适感,治疗后无副作用,还能改善大脑的功能,治疗时间以下午为宜。本病与情绪变化关系密切,治疗时应注意情志的调节,积极消除患者的紧张感,同时使生活起居规律,加强体育锻炼。睡前不喝浓茶、咖啡等。